漫漫西医传华路

十集系列纪录片

陈小卡　编著

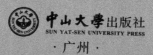

中山大学出版社

·广州·

图书在版编目（CIP）数据

漫漫西医传华路：十集系列纪录片/陈小卡编著 . 一广州：中山大学出版社，2024.1
ISBN 978 - 7 - 306 - 08018 - 9

Ⅰ . ①漫…　Ⅱ . ①陈…　Ⅲ . ①现代医药学—医学史—研究—中国　Ⅳ . ①R - 092

中国国家版本馆 CIP 数据核字（2024）第 033603 号

出　版　人：王天琪
策划编辑：杨文泉
责任编辑：杨文泉
封面设计：曾　斌
责任校对：谢贞静
责任技编：靳晓虹
出版发行：中山大学出版社
电　　话：编辑部 020 - 84110283，84113349，84111997，84110779，84110776
　　　　　发行部 020 - 84111998，84111981，84111160
地　　址：广州市新港西路 135 号
邮　　编：510275　　　　传　真：020 - 84036565
网　　址：http://www.zsup.com.cn　　E-mail：zdcbs@mail.sysu.edu.cn
印　刷　者：广东虎彩云印刷有限公司
规　　格：787mm×1092mm　　1/16　　11 印张　　158 千字
版次印次：2024 年 1 月第 1 版　　2024 年 1 月第 1 次印刷
定　　价：45.00 元

前　言

运用影视创作形式进行医学史研究与医学史教育是现代新兴的方式。影视作品作为现代信息传递的重要媒介，在学术研究与表达上有较传统媒介更优的作用。同时，影视是媒体教育的重要辅助载体，时常比传统教育方式更直观生动，在教学中易被学生接受，教学效果有时会优于传统教学方式。另外，影视作品比传统媒介有更大的受众面。笔者此前出版过一些西方医学传入中国的学术专著，主要提供给医学史相关专业的学者和专业人员及有医学教育背景人士使用。如何将象牙塔中的医学史专业知识与专业理论转化成一般受过中等程度文化教育的人都能够掌握的知识，能让受过现代普及教育的大众看得懂并愿意看；同时，又具有学术性，并可供医学史相关专业的学者和专业人员使用；这是一个摆在当代医学史教育面前的课题，也是医学史研究的一项任务。为此，笔者尝试以影视为载体，撰写一部以人物为线索、概要地展现西方医学传入中国的宏大历程的多集系列纪录片，重点展现中国进入近代后西医传华的进程，以及近代西医对中国医学的影响。本剧本在严谨叙述西医传华过程的同时，注意完整叙事，增强对人物的表现，具有影视美，使人们能在了解西医传华历程的同时，有兴趣地观看作品。

本剧本的撰写参考了笔者所撰《西方医学传入中国史》（中山大学出版社 2020 年版）的一些内容。

目　　录

第一集　引：西医来华遥遥路 ……………………………………… 1

第二集　西医来华初源 ……………………………………………… 9

　　一、秦鸣鹤 ……………………………………………………… 9

　　二、马·薛里吉斯 ……………………………………………… 10

第三集　基督教文明崛起时期的西医传华 ………………………… 13

　　一、卡内罗 ……………………………………………………… 13

　　二、贫民医院 …………………………………………………… 19

　　三、麻风病院 …………………………………………………… 22

　　四、军人医院及其变迁发展 …………………………………… 23

　　五、邓玉函与罗雅谷 …………………………………………… 24

　　六、荷兰在台湾所办医院及西方医学传台 …………………… 26

　　七、艾脑爵和安哆呢与广州医院 ……………………………… 27

　　八、高竹 ………………………………………………………… 32

　　九、白晋与张诚 ………………………………………………… 36

第四集　新教开始在华行医传教 …………………………………… 40

　　一、马礼逊 ……………………………………………………… 41

　　二、李文斯敦 …………………………………………………… 44

　　三、皮尔逊与种牛痘术传入中国 ……………………………… 45

　　四、邱熺 ………………………………………………………… 48

　　五、郭雷枢及其开办的医馆 …………………………………… 51

　　六、海员医院 …………………………………………………… 54

　　七、美国医院 …………………………………………………… 55

第五集　中国近代西医院的创立与近代西医在华传播 ··········· 58

　　一、伯驾 ··· 58

　　二、博济医院的建立与中国近代西医的开端 ··············· 69

　　三、合信 ··· 76

第六集　中国第一所西医校的创建与西医在华大规模传播 ··· 81

　　一、嘉约翰 ··· 81

　　二、博济医院的扩建 ··· 83

　　三、现代公共卫生事业与防疫方式的推行 ··················· 86

　　四、在中国传播西方医学科学 ······························· 89

　　五、创建精神病医院 ··· 96

　　六、创建中国第一间西医校 ··································· 99

　　七、关韬 ··· 105

　　八、黄宽 ··· 111

第七集　雒魏林与仁济医院 ······························ 125

第八集　中国近代女医事业与公共福利事业 ············ 131

　　一、赖马西与她的医疗事业 ··································· 132

　　二、开办盲童学校 ··· 137

　　三、富马利及其行医事业 ····································· 142

　　四、创建女子医校 ··· 146

第九集　纳入国家体制内的西医传播与中国医学科学的发展 ··········· 153

　　一、马根济与天津最早的西医院 ····························· 153

　　二、北洋医学堂 ··· 155

　　三、近代卫生行政机构与管理制度的初步形成 ············· 157

第十集　中国近代公共卫生事业与防疫体系的初步形成 ··········· 160

　　一、西方公共卫生事业形式与防疫方式的引入中国 ········· 160

　　二、中国近代检疫防疫制度的建立 ························· 161

　　三、伍连德 ··· 164

第一集　引：西医来华遥遥路

画面：长安郊外古道上落日（渐隐）……南海海上落日（渐显）……

画面：庐山远景……杏花开放的杏林……纷纷杏花……

画外音：在漫长的岁月里，遥远的西方之风，时缓时劲地吹向东方文明古国中华大地。中国医学的象征——杏林，在时断时续的东渐西风洋雨吹拂中结下不被时人留意的果实。时临近代，越洋劲风携雨长入古国杏林，萌初芽，拔新枝，扬起漫舞的杏花，化育硕果……

西方医学传入中国的历史源远流长，这段漫漫医史长路大致可分为源头、西方基督教文明崛起时代和中国近代三个阶段，并分别对中国医学产生不同影响。

西方医学传入中国的历程在古代已经开始，其源头可上溯至汉唐时代。

画面：汉代长安画像（渐化）……唐代长安画像……

在汉唐时代，由于当时中国的经济、文化和各种技术水平处于世界最前列，与经济、文化和各种技术的发展水平密切相关的中国医学水平，亦处于世界最前列，一些方面更领先于世界，因此，这时的西方医学对中国医学的影响很微弱。在中华文明全盛时期的唐初胸襟广阔的君主统治下，景教（即基督教）聂斯脱利派开始在中国传教。景教徒除传教外，还进行医疗活动。唐代就有景教徒秦鸣鹤治愈唐高宗风眩症的记载。

西方教会向来采用行医治病的方式，来联系传教地的人民，沟通与社会各方的关系。从西方到中国的传教士，他们主要采用行医治病的方式，来联系中国的普通百姓和士大夫阶层，接触统治集团上层人物。这使西方宗教人士对西方医学传入中国起了重要的传播作用。这种作用从西方医学传入中国的源头阶段就已经显现。

在宋代，景教的传教行医活动影响极小。到了 13 世纪，中国历史上第一个由少数民族建立的大一统王朝——元朝出现，文化上容纳多元，使各文明各民族的交流空前加强。襟纳四海的元朝开国帝王忽必烈，兼收并蓄包括医学文化在内的各地域各种类的文化。"元世祖中统四年（1263 年）曾聘爱塞雅氏（Frank Isaiah）为御医，在上都设立广惠司，网罗回回人，基督教徒与汉人于一堂，共掌医药。"这些行医的基督徒，即景教徒，当时亦称也里可温。

画面：忽必烈画像……

西方文明崛起的时代，欧美国家进入突进式大发展的时期。欧洲政治进步，市场经济的形成带动欧洲经济发展，文艺复兴运动引发思想文化大解放，带动文化科技的飞跃进步，也包括医疗技术的飞跃发展，西方从此进入文化、科技全面繁荣的时代。欧洲在文艺复兴以后，古希腊时期以希波克拉底为代表的医学遗产在被忘却千年后重现光芒，以此为源的西方医学发展开始日新月异。

画面：希波克拉底画像……

从 16 世纪开始，西方医学对中国的传播力度渐大，并产生了一些影响。由于古代欧洲来华航道与广州外贸港的优越条件，直接来自欧洲的西方医学首先在广东登陆，后来也经广东以外的中国口岸传华，开启西方文明崛起时代数百年的西方医学传入中国的历程，直到 19 世纪上叶。这一时期西方医学在中国的传播与后来西方医学大规模传入中国紧密相连。连接西方基督教文明崛起与中国近代这两个时期的是近代前夜这一短暂却很重要的过渡阶段。这一阶段在西方医学传入中国的过程中起承上启下的作用，为近代西方医学大规模传入中国做好准备，是后来西方医学传入近代中国的先声。但是，这时西方医学对中国医学的影响仍然非常有限。在 16 世纪中叶至 19 世纪上叶的西方医学传华过程中，中国最早的欧式公共卫生福利性质的机构、西医的治疗机构、收容麻风病人的机构和提供西药的药房出现在广东澳门，中国最早的西式管理医事医务的机构和西式的兼具治疗功能的收容机构在澳门建立。17世纪，随着荷兰人短暂侵占台湾，西方医学亦一度传入当地。随着郑成功率军收复台湾而荷兰人撤出，西方医学亦于当地消失。1678年创建于广州的广州医院，也在当地存续了50多年。直接来自欧美的西方医学，先传入广东再传入中国内地的过程由此开始。相对此时西方文明的日渐上升，其时的中华文明却渐趋内向、自敛、保守，明清两朝除短暂时期外都倾向实行自守国策，多数时候只在中国东南沿海几个口岸对外开放，对外开放的轴心渐移至广东的澳门与广州。由于广州具备独特优越的外贸港地理条件及其他一些原因，在清乾隆二十二年（1757年）被选为中国对外贸易唯一口岸。这使在西方崛起时代的西方医学多经粤传华。从16世纪中下叶到鸦片战争前，也有懂医的西洋传教士从中国东南沿海的福建、浙江和江苏等地的口岸进入中国内地行医传教。这一时期，还有俄国人由北方进入中国后行医和耶稣会教士由印度进入西藏后行医辅助传教的记载。清乾隆二十二年（1757年）后至鸦片战争前，西方医学传入中国只能先传入广州，澳门成为西方医学入穗传华中转地，这是后来中国近代西医在广东发端的原因。广州成为中国独口外贸港后，当清朝宫廷需要西医治疗时，便会派人到广州或下令广州的官员去澳门寻医觅药，将所寻西药或所需西医医生送上京。

画面：澳门（渐化）……广州（渐化）……杭州（渐化）……宁波（渐化）……

以近代西方医学为先导的西方科学文化也就首先登陆以广州为中心的珠江三角洲地区，形成随西洋赴华船只而来，或经外港澳门，进黄埔港，往广州十三行；或直入黄埔港，抵达广州十三行的西方医学输入线路终点。

19世纪上叶至鸦片战争爆发，中国进入近代的前夜。在中国近代的前夜，近代西医初传中国的帷幕徐徐拉开。在中国近代前夜的1805—1806

年，英国医生皮尔逊就在澳门、广州两地试种牛痘，并将此术传授给广东的邱熺等人，将种牛痘技术编成《种痘奇书》一书。1817年，该书被译成中文印行，为近代西方医学传入中国之滥觞。西方医学悄悄地又有韧性地传入中国。

画面：镇海楼旧照片……

经过宗教改革的基督教新教，以比以往来华的各基督教派更强的势头、更灵活的方式和更强的实力来到中国从事行医传教活动。新教教会派遣的英国第一个来华传教士马礼逊，于1820年与东印度公司外科医生李文斯敦在澳门开设了一间诊所。随后，有新教教会背景的东印度公司驻中国站医生郭雷枢，于1827年在澳门开设诊所，次年扩大为医院，又于1828年在广州开设一所小医院。他于1836年呈送教会的报告《任用医生在华传教商榷书》，建议教会多派传教医生来华，用医病的方法辅助传教。他的建议得到美国的重视。1834年10月，美国公理会派传教医生伯驾到广州。他于1835年11月在广州开办"眼科医局"，又称"新豆栏医局"，为博济医院的前身。这是美国在广州开设的第一所教会医院，也是中国进入近代后最早出现在中国的西医院。

在中国近代，中国国门被打开，包括医学科学在内的西方文化、科学也涌进中国大地，对中国医学的发展进程产生了根本性影响。本片主要概略地展现近代西方医学传入中国这一历史进程。

中国近代史以鸦片战争为开端，中国医学史的近代开端亦应以此划定。此时的中国，由于长期封闭守旧，经济、文化和科技远落后于西方，被轻视的医术更加滞后。这时西方的经济、文化、科学，远远地走在中国前面。包含在近代西方科学文化里的近代西方医学，无疑是比当时的中国医学先进。西方医学已由传统医学发展为医学科学，具有远优于当时中国医学的医学水平。西方近代医学首先登陆中国南海之滨——广东，主要通过广州、澳门往中国内地传播。在鸦片战争后，近代西方医学全面传入中国。中国医学逐步与世界医学交融接轨，展现不同于传统医学的面貌。

近代的西方工业革命、西方市场经济的飞跃发展，带动包括医学科学在内的西方科学技术飞跃发展。在近代西方国家，波澜壮阔的社会大革命、天翻地覆的制度大更迭、宗教改革与启蒙运动等意识形态革新，引发思想观念的大更新，也促进包括医学科学在内的科学技术的发展。16—19世纪，西方国家基本完成近代化科学化历程的近代西方医学的发展，并将其发展为医学科学，其医学水平远优于当时的中国医学。这种医学水平的巨大差异，使近代西方医学能快速地传入近代中国，并引起中国医学体系的根本性改变。

画面：宗教改革运动发起人路德画像（渐化）……法国启蒙思想家伏尔泰画像（渐化）……法国大革命油画（渐化）……英国工业革命时代的伦敦（渐化）……19世纪的欧洲医院……

近代西方医学传入中国，能产生如此巨大的影响，除其较当时的中国传统医学更先进外，还有着强势的政治、经济、科技、文化、军事和宗教等方面的力量为助力。迅速发展起来的西方近代发达工业国，向包括中国在内的东方各国扩张。中国封闭的国门也被打开，包括医学科学在内的西方文化科学开始全面传入中国。近代欧美强国在近代西方发达的经济、科学、文化基础上形成的经济实力和科学实力，拥有对中国经济与科技的影响优势，成为西方医学传入中国的助力。西方国家为了拉近自身与东方国家官民的关系，也乐于推动西方医学传入东方国家。欧美国家宗教人士对西方医学传入中国的推动作用也很重要。中国近代早期的西医院和西医学校多由欧美教会人士创建。

中国人在封闭的国门被强行打开后，从被动接受包括西方医学在内的西方科学，发展为以"强国救亡"为目标，主动积极地学习包括西方医学在内的西方科学。当时中国的先进青年纷纷学医，这也是近代西方医学引入中国的不竭动力。晚清时期，西方国家留学医科潮开始兴起。北洋医学堂的建立，显现中国人已认识到医学科学的重要。光华医社和广东公医的创立，以及广东公医转并广东大学，体现中国人为强国健民而争医权、争医学教育权的历史要求。

近代西方的医学科学最先在广东登岸，使这里成为西医在近代中国的发端之地。近代西医传入中国，先沿广东珠江口的澳门到广州之间的中轴线内传，并在广州发端。后来，广州成为西方医学在中国的直接登陆点。

中国近代西医在以广州为中心的广东珠江三角洲地区发端，于近代将临的 19 世纪开始萌芽，并在进入近代后迅速发展。其中，以伯驾开办的"眼科医局"（新豆栏医局）最具成果。

1866 年，美国传教士医师嘉约翰在博济医院内设立医校，这是中国的第一所西医学校，也是近代中国首招女生的医学校。

随着鸦片战争后中国门户大开，近代西方医学由广州呈辐射性地在内地传播，呈现逐渐由南向北、从沿海向内地、经城市到乡村的次第传播。西医发展的重心渐移上海、北京等地，尤其是上海。中国第一所官办医学学府——北洋医学堂在晚清时的北方洋务运动重镇天津建成，这标志着西方医学在中国的传播与中国医学科学的发展已被纳入国家体制。

1842 年，中国和英国签订《南京条约》，迫使中国开放五大口岸。西医医院在中国内地大量建立。这些医院与博济医院的模式多有相似之处。上海的仁济医院、宁波的华美医院、天津的法国医院、汉口的仁济医院和普济医院、汕头的福音医院、上海的同仁医院、宜昌的普济医院、杭州的广济医院、天津的马大夫医院、汕头的盖世医院、九江的法国医院、苏州的博习医院、上海的西门妇孺医院、武昌的仁济医院、通州的通州医院、福州的柴井医院、福建南台岛的塔亭医院、北海的北海医院、南昌的法国医院、南京的钟鼓医院、九江的生命活水医院和保定的戴德生纪念医院等，大多由教会开办。

中国的西医学校也纷纷开办，如 1871 年京师同文馆开设生理学和医学讲座；1881 年天津医学馆设立，后来发展为北洋医学堂。

大量的西医书籍以中文编译出来，最先出现在以广州为中心的广东地区，进而在全国出现。1850 年，英国传教士合信在广东南海人陈修堂的协助下于广州编译出版了《全体新论》（又名《解剖学和生理学大纲》）。主持博济医院的传教士医师嘉约翰在 1859—1886 年编译了数十本医学教科书及其他医学书籍。在中国还出现了西医药刊物，如嘉约翰主编了中国最早的西医药刊物《西医新报》，尹端模在广州创办了中国人自办的最早的西医刊物《医学报》。

近代西方医学大规模传入中国，使中国医学史翻开新的篇章。中国西医医疗机构经历由诊所向专科医院和综合医院的转变，现代的医疗手段逐渐完备齐全。西医传授方式由传统的以师带徒发展到医校教育，医校则由初始阶段进入规范化时期，医学教育渐渐形成高等、中等及普及培养等多层次教育结构。中国近代西医及中国西医医校教育，在近现代中国大变革的历史环境中，经 100 多年艰难曲折的发展，至 20 世纪 40 年代末基本成形。从晚清至民国这一时期，现代的医疗医事管理部门、医学教育的管理机构和医学专业团体初成体系；现代医学的各种制度在中国逐渐建立，虽然仍不完备，但从国家到地方的现代性体系已初步建立起来。西方医学传入近代中国这一历史时期，虽然在漫长久远的人类医学史及中国医学史上只是短暂的一段，但对中国医学的发展走向与中国医疗卫生模式的转变影响极为深远。近代西方医学将先进的西医医疗技术、医疗设备及硬件设施、医学教育系统、医学管理系统、医学理论、公共卫生体系、医学研究方法及与医学相关的各种思想理念引入中国，打破了当时中国医学的既有格局，深刻改造了中国传统医学，重组了中国的医疗卫生及其教育体系，建立了近现代医药企业体系，是中国医学由传统走向现代的根本性转折，中国医学逐渐与世界医学接轨。中国医学在近代西方医学的冲击下，由被动到主动进行现代化、科学化的改造。近代医学科学在中国由萌芽至初步

成形的 100 多年历程，是中国医学在激荡变迁中从传统走向现代的根本性
变革历程，包含在中国科学现代化的征程之中。西医医院、西医学校遍建
于中国；介绍西方医学的书籍、刊物在中国流传渐广；西医医药企业在中
国建立；西方国家的医疗医事管理制度及方法、医学教育制度及方法和医
疗慈善事业的制度及方法，缓慢地传入中国；从国家到地方的近现代医疗
医事和医学教育的管理机构逐步建立；全国性和地方性的现代医学专业团
体出现。西方国家关于医疗防治、公共卫生、保健福利和医德伦理及人道
主义的观念传入中国。近代西方医学对近代中国的影响甚至超出医学范
畴。近代西方医学是西方先进文化最早输入中国的一部分。近代西方医学
科学及西医教育，对一些近代中国知识分子有启蒙作用。

参考文献

[1] 陈小卡. 西方医学传入中国史 [M]. 广州：中山大学出版社，2020：1 - 100.

第二集　西医来华初源

画面：白雪盖顶的帕米尔高原崇山峻岭（渐化）……高空中的雁队……

画面：广袤中亚草原上的马队由远处而来……

画面：无边戈壁上随着声声驼铃而来的驼队……

画面：茫茫南海上的帆船……

画外音：在悠悠丝绸之路上，进行着中外经济、文化、宗教及医学的交流。西医随着丝绸之路东来中国……

一、秦鸣鹤

画面：西安碑林中的唐代大秦景教流行中国碑……

画外音：在唐代，景教开始传入中国。唐代大秦景教流行中国碑碑颂中记载："大秦国有上德，曰阿罗本，占青云而载真经，望风律以驰艰险；贞观九祀至于长安，帝使宰臣房公玄龄总仗西郊宾迎入内……"其叙述唐太宗贞观九年（635年），景教传教士阿罗本（Alopenzz）抵达长安，太宗派宰相房玄龄迎入的经过……

画外音：在唐初襟胸广阔的君主的优容下，大秦景教开始在中国建寺传教。当时中国的长安、洛阳等地均建有景教寺。在《唐会要》中对此也有记载："在甘肃敦煌县鸣沙山石室中所发现唐时景教徒之各种译述为证。"大秦是古代中国对罗马帝国及近东地区之称。景教是基督教聂斯脱里派。景教徒除传教外，还进行医疗活动。这些"景教僧"世居希腊、罗马帝国的亚洲领土——小亚细亚、叙利亚、巴比伦一带，世代行医，通晓古希腊和古罗马的医学文化，推动西医东渐，也使西医传入中国。

画面：希腊雅典卫城山上神庙……西方医学奠基人古希腊的希波克拉底画像（渐隐）……古罗马斗兽场……古罗马时代医学家盖伦（渐隐）……东罗马帝国首都康斯坦丁堡（今土耳其首都伊斯坦布尔）索菲亚教堂……唐代长安……

画外音：景教徒除在中国传教外，还在当地进行医疗活动。以医术著名的景教徒有秦鸣鹤……

秦鸣鹤，生卒年不详，典籍记载其活动年代是在公元7世纪的中国唐代，对其身份与出身有不同见解，但一般认为其为景教徒医师，多倾向于认为其为大秦人。

画面：唐代长安古宫画……唐高宗画像……

唐高宗患风眩疾，"头目不能见物"，被大秦人景教徒秦鸣鹤治愈。《旧唐书·高宗下》记载了这一惊心动魄的治疗过程：唐永淳二年，"上苦头重不可忍，侍医秦鸣鹤曰：刺头微出血，可愈。天后帷中言曰：此可斩，欲刺血于人主首耶！上曰：吾苦头重，出血未必不佳。即刺百会，上曰：吾眼明矣。"书中记载展现了秦鸣鹤的医技如有神效。这一记载还见于《新唐书》《资治通鉴》等多种典籍之中。秦鸣鹤的行医活动是最早完整见于史载的在中国的西医活动。在唐代有"大秦人善治眼疾和痢疾"的记载。

这是最早的西方医学传入中国并显现其独有医效的完整记载。

唐武宗时下诏灭佛后，景教也受到打击，景教行医活动就再难见于史载。

二、马·薛里吉斯

画面：马队、驼队行进在蒙古大草原……元代元大都（远景）……（推近）元大都建筑……（渐显）元代的泉州港……

在对民族文化与宗教信仰较为宽容的元代，景教的传教行医活动又再次兴起。"据《元史》记载，西域拂菻人爱薛，熟谙天文、医药，曾在元朝任职，掌管星历、医药二司事务，至元十年（1273年）正月改医药院为广惠司，该司掌修御用药物及和剂，兼治诸宿卫生及在京之孤寒者。广惠司另一也里可温医师聂只耳治愈了皇姊的驸马刚哈刺咱庆王之奇疾。元时尚有罗马天主教徒来中国，曾在北京、泉州等地设立教堂、修院，这些教堂都曾经有过为平民而设的医疗活动。"

画面：大兴国寺碑……

在元代，"镇江副达鲁花赤马·薛里吉斯出身于世医之家，他的外祖父撒必曾任太医，并治愈太子病，精于制造'舍里八'（糖浆），为制造舍里八去到云南、福建、浙江等地"。在大兴国寺碑的碑文中记载了马·薛里吉斯的世医家族之兴，"公之大父可里吉思、父灭里、外祖撒必为太医。太祖皇帝初得其地，太子也可那延病，公外祖舍里八、马里哈昔牙徒众祈祷，始愈"，"马薛里吉思家族是虔诚的聂派基督教徒"，镇江的大兴国寺记碑碑文载："今马薛里吉思（即马·薛里吉斯——引者注）是其（也里可温）徒也。"当时来自欧洲的西医主要通过阿拉伯以及中亚和西亚各地辗转入华，较为零散，与阿拉伯医学、波斯医学及西域各地医学混杂在一起传入中国，极少直接来自欧洲人的完整系统的西方医学。而且，在中世纪的欧洲，欧洲医学为基督教教士所控，古希腊医学与其他优秀的古希腊文化有相当一部分被遗忘，而以古希腊医学为发端的西医医学成果作为希腊学术遗产的一部分，被阿拉伯人继承下来，后来再由欧洲基督教国家吸收回去并发扬光大。当时传入中国的西方医学成分正是通过阿拉伯医学及中国化的阿拉伯医学传入中国。"回回药方'舍里八'代表的是一种阿拉伯医学文化，而马薛里吉思家族代表的则为一种景教医学传统，正是像马·薛里吉斯这样的景教世家，嫁接了回回医学与景教医学之间的因缘。"

马·薛里吉斯是在当时独特的时代背景下以阿拉伯医学及其中国化医学形态——回回医学为中介将西方医学传入中国的代表。

参考文献

[1] 陈小卡. 西方医学传入中国史 [M]. 广州：中山大学出版社，2020：1-22.

[2] 傅纬康. 中国医学史 [M]. 上海：上海中医学院出版社，1990：212.

[3] 何小莲. 西医东渐与文化调适 [M]. 上海：上海古籍出版社，2006：5.

[4] 李经纬，程之范. 中国医学百科全书 [M]. 上海：上海科学技术出版社，1987：111.

[5] 邱树森. 镇江"大兴国寺记碑"研究 [J]. 东南文化，2008（1）：49-54.

[6] 王溥. 唐会要·卷49 [M]. 北京：中华书局，1955.

[7] 王振国，张大庆. 中外医学史 [M]. 北京：中国中医药出版社，2013：56.

[8] 殷小平. 元代马薛里吉思家族与回回医药文化 [J]. 西域研究，2011（3）：39-44.

[9] 张星烺. 欧化东渐史 [M]. 北京：商务印书馆，2015：13.

第三集　基督教文明崛起时期的西医传华

　　画面：大西洋上波涛汹涌，多桅帆船在海上随浪起伏前行……

　　画外音：16世纪，葡萄牙人首先大力推动开辟新航道。随着新航路的开通，世界贸易中心从地中海移至大西洋沿岸。意大利的威尼斯、热那亚等商业城市衰落，代之而起的是葡萄牙国都里斯本等城市，雄踞世界海上贸易中心地位，为葡萄牙经略海洋提供了雄厚财力。西方文艺复兴运动带动思想文化与科学技术的巨大进步，激发葡萄牙对航海科技近乎狂热的研究、开发和运用，也促进包括医学在内的葡萄牙科学文化的发展。新君主制的民族国家葡萄牙，在当时具有政治先进性优势，有利于其争雄海洋。当时，伊斯兰教与基督教对立，阿拉伯与奥斯曼帝国的穆斯林控制了传统商路，欧洲人急于探寻新的航路，以获得香料、金银财宝及各种所需物品，求取暴富。欧洲基督教文明中的许多人视传播基督教福音为崇高使命，尤其是激励传教士奔赴海外传扬基督教。传教士也把利于辅助传教的医术传往海外。葡萄牙人的航船跨越世界各大洋，奔向各大洲。世界海洋时代来临后的西方第一个海上帝国葡萄牙崛起于世……

　　画外音：继葡萄牙人之后，西班牙人、荷兰人、法国人、英国人及欧洲其他各国人士，纷纷由大西洋岸边扬帆启程远征……

一、卡内罗

　　画面：（摇镜头）大西洋岸边……（摇镜头）葡萄牙首都里斯本肃穆的古修道院、静静的古教堂、宁谧的古宫……特茹河出海的河口……河口岸上的贝伦塔……

画外音：贝伦塔是以航海立国的葡萄牙帝国的象征……

画面：大西洋岸边，高耸欧洲大陆最西端的罗卡角山崖、140 米的狭窄悬崖、如楔入大西洋的崖角……

画外音：葡萄牙人率先升帆经大石角前探索新航道，逐风远征，获取巨富，创立世界第一个海上大帝国，引领基督教文明崛起……

画面：巨浪扑向悬崖……扑向镜头……画面淡出……

画面：马六甲海峡……茫茫南海……

画外音：葡萄牙人的航船向东方的文明古国——中国驶来……

画面：珠江口……（淡入）澳门悬崖上的妈阁庙……

画外音：16 世纪初年，葡萄牙人来华渐多，西医随之传来。有"药师培累斯（Thomas Pirez）氏且拟朝见明武宗"，葡萄牙人在珠江口的上川岛、浪白澳和澳门一带活动，最后在澳门落脚，西医随之悄传当地……

画面：澳门的华丽葡式建筑，"大三巴"……大型住宅、庭院、花圃，各类型的教堂、修道院……

画外音：在葡萄牙人的经营下，澳门发展起来。除了仁慈堂之外，还有分属于方济各会、多明我会、奥斯定会和耶稣会的各个修道院，以及一些小堂区。医院和麻风病院建立起来。葡萄牙人卡内罗为医院和麻风病院的建立做出巨大贡献……

卡内罗（Melchior Carneiro，葡萄牙语为 D. Belchior Carniero Leitão S. J.，1516—1583 年；又译为贾尼劳、贾劳尼和贾耐劳），出生于葡萄牙科英布拉；1543 年，成为耶稣会士并于同年晋铎；1551 年，担任耶稣会埃武拉学院（埃武拉大学前身）的第一任校长；1555 年，获教宗任命为尼西亚主教及埃塞俄比亚助理宗主教；于 1565 年 9 月受教宗委派前往澳门管理教务，并负责在中国和日本进行传教工作，到达澳门前曾在马六甲停留一段时间。1576 年，天主教澳门教区成立，卡内罗被委任为首任署理主教，负责领导远东教务。他虽一生从未去过埃塞俄比亚，但于 1577 年被委任成为埃塞俄比亚的宗主教。他署理天主教澳门教区主教职期间，致力于传教及公益慈善事业。他对西方医学传入中国的最大贡献是创立了澳门的贫民医院和麻风病院。

画面：卡内罗的画像……

在卡内罗的倡议、筹划和操办下，澳门首间欧式慈善机构——仁慈堂及其管理的澳门首间欧式收容医疗机构——贫民医院和澳门首间麻风病院创立。这标志着传统西方医学开始有规模、成体系地传入中国。

1568 年 5 月底，受葡萄牙国王唐塞巴斯蒂昂（D. Sebastiao）之命，葡萄牙耶稣会会士卡内罗神父抵达澳门，准备就任日本和中国教区主教。由于没有教宗的正式任命，卡内罗从来没有正式成为中国和日本教区的主教。但根据教宗敕书，他应在尚未任命固定主教的中国和日本的所有场所中，保有并执行一切主教权利及相应义务。

卡内罗是贫民医院和麻风病院的倡建者，他一到澳门就挨家挨户为贫民医院和麻风病院筹款。他以充满感召力的话语向澳门居民劝募："留下一个纪念碑，好过一堆骨头，让雕刻留下你永垂不朽的慈悲。"澳门居民为建设医院贡献了资金，但是没有见到卡内罗筹款的对象除葡萄牙人外还包括本地中国人的记载，不知参与募捐的是否只是葡萄牙人。卡内罗运用署理主教的权力与威望奋力推进两间医院及其管理机构仁慈堂的建立。

画面：澳门大炮台山……

他创建的医院，是于 1569 年在大炮台山下的荒坡上建成的澳门第一座西式医疗机构。医院最初曾设区隔收容麻风病人，为澳门麻风病院之始。其创立的仁慈堂实际上是最早在中国建立的西式公共卫生福利事业性质的机构。史籍上对卡内罗在西方医学传入中国的贡献评价极高，《广东省志·卫生志》称其为"将西医药学传入中国的第一人"，在《澳门编年史》中将其誉为"将西药传入中国的第一人"。

15

　　然而，称他为"将传统西医院模式及传统西式公共卫生福利事业制度传入中国的第一人"似乎更准确一些。这是因为，在卡内罗之前也有过零散的西医药传入中国的活动，中国汉、唐、元等朝代有过西医药入华的记载，还有景教的行医活动。作为首个西方海洋强国的葡萄牙，在 16 世纪其全盛时期的海洋医学非常先进，葡国远洋舰船上均配备船医。在卡内罗来到澳门之前，已有随船来澳门的船医为澳门的葡萄牙人带来西洋医药。

　　在卡内罗筹划操办下建成的澳门仁慈堂，对西方医学传入澳门有不可或缺的作用。葡萄牙人在海外殖民时期有建立仁慈堂的传统，它的出现协调社会各阶层，有助于医院、孤儿院、老人院的兴建，关怀贫困人士，为病弱者提供住宿。澳门仁慈堂的建成也显现卡内罗个人在澳门公共卫生福利事业上的开启与奠基作用。《澳门记略》又称"仁慈堂"为"支粮庙"，位于澳门旧城中心的议事庭前地侧。

　　仁慈堂管理的澳门贫民医院和澳门麻风病院，皆筹备兴办于 1568 年，并于 1569 年同时正式成立。

　　画面：贫民医院照片（或画像）……

　　贫民医院是中国最早的西式医疗机构。他创办的麻风病院则完全对中国人开放收容。贫民医院和麻风病院这两所机构基本上是中世纪式的欧洲传统医疗收容机构。传统西方医学与近代西方医学在医治效果上有着天壤之别。因而，卡内罗当时兴办的贫民医院和麻风病院并非 200 多年后具有近代医学科学水平的医院，如 1835 年在广州新豆栏街创立的医局，医疗水平也不及进入 19 世纪后先后建于澳门和广州的郭雷枢眼科医院、伯驾创建于澳门的美国医院。而且，贫民医院在服务对象上，迥异于服务对象多是中国人的新豆栏医局、郭雷枢医院和美国医院。创建贫民医院和麻风病院的卡内罗在一封致耶稣会总会长的信函中就称医院为济贫院。这也突出这两所机构的收容性质。受这两所机构的收容性质及医疗水平所限，更由于贫民医院不对中国人开放，它们对中国人及中国医学的影响微弱。然而，在澳门建立的贫民医院与麻风病院，第一次把西方的医疗收容模式移植到中国的土地上，把传统西方医学直接完整地引进中国，将西方的物质文明与基督教精神文明的成果引入中国，在践行传播西医中探索如何在历史久远、文明兴盛绵延、医疗水平曾长期居世界前列的东方大国建立西式的医疗机构，为日后近代西方医疗机构在中国建立提供了可借鉴的经验。虽然贫民医院不对中国人开放，但也为中国人做了运用西方医学的示范。由卡内罗开始，直接来自欧洲的西方传统医学开始有一定规模、成体系、有系统、形成模式与建制地传入中国，各种形式的西式医疗机构慢慢在中国建立。他通过麻风病院向中国人展示了西方式麻风病及传染病的防治管理方式。他创建的澳门麻风病院，为日后在近代中国建立各类西式的传染病的医治收容机构做出开拓性探索。卡内罗在中国首创的传统型的西式收容治疗机构，将西式的药品、医治工具、医疗设施和收容医治机构的建筑模式、西式的收容医治办法、收容机构的管理方式与制度、药品发放方式、筹措收容医治基金办法和福利机构的设立与管理制度，以及指导西式收容医治机构的建立与管理的基督教观念、西方的人文思想，一并配套，形成一个完整体系，呈现在中国人面前。虽然由于前述的各种原因，由卡内罗在澳门行医开始的传统西方医学成体系传入中国，对中国人及中国医学影响甚微，但他毕竟为西方医学完整地成体系地传入中国首开先河并奠定进一步引进的基础。

卡内罗将西方医学传入中国有为宗教与国家利益服务的目的。行医施治、救死扶伤、解难拯危是基督教传教的最有效的辅助方式，那么收容性的医院和麻风病院及相应的管理机构仁慈堂，就自然成了为传播基督教而到澳门的卡内罗所要建的。医疗收容机构的建立，当然有利于澳门这一葡萄牙海外居留地的建设与发展，符合西方近代海上列强首霸葡萄牙海外扩张事业的需要。卡内罗仿照当时欧洲基督教收容医治机构所建立的贫民医院和麻风病院，与当时的欧洲西医院一样是基督教社会的重要社会服务功能的机构，在传扬基督教的同时也为社会提供不可或缺的社会服务，有利于澳门葡人社会的稳固安定。卡内罗对中国人亦有认识上的偏差及偏见，甚至存在歧视。他在写给耶稣会总会长的信中这样说："此慈善机构为所有穷人及需要帮助的人解决所需。这可以对中国人产生正面影响。据我观察，他们中没有人对病人抱有同情心，即使是亲朋好友也不例外。例如，婴儿生病，被父母弃之如粪土；那里的人只注重自我保护，那些一无所有的人会伺机抢劫。"但是不可否认，卡内罗引进西方医学到中国是出自基督教人道主义关怀，他对西方医学传入中国有重大贡献。

他在领导慈善救济工作的同时，也去到麻风病院照顾麻风病人。卡内罗不但鼓励与感召别人去从事服务麻风病人等病患者的工作，自己也身体力行，竭力细致体贴地照看包括高传染性病人在内的患者。

1576 年 1 月 23 日，教宗格里高利十三世颁布通谕 "*Super Speula Militantics Eclesiae*"，正式升澳门为主教区，脱离马六甲主教管辖区，领辖包括日本、中国、朝鲜、安南及这些国家的毗邻岛屿等处教务。然而，通谕中任命的主教不是为澳门的天主教事业、公共福利事业和城市建设做出重大贡献并在澳门有很高声望的卡内罗。在通谕中称澳门为"中国澳门天主圣名之城"，任命费基拉（D·Diogo Nunes de Figueira）神父为澳门主教区首任主教，但是这位神父没有接任，于是便于 1578 年改任萨主教统理澳门教务，而萨主教于 1581 年才到澳门履任就职，于是在 1557—1581 年，澳门主教一职就由卡内罗神父署理。卡内罗神父处理了澳门教区成立最初 6 年的实际教务，因此，人们都习惯称卡内罗为澳门第一任主教，在记载他的文献中也大都称他为主教。

1581 年，卡内罗辞去全部教务后，居住在圣安多尼堂侧的耶稣会宿舍，度过他晚年的最后岁月。

1583 年 8 月 19 日，卡内罗在澳门因哮喘病而去世，享年 67 岁，葬于澳门。中国医学史记录了卡内罗为推动西方医学传入中国而做出的重大贡献。

二、贫民医院

画面："伯多禄局长街（白马行）"路牌……澳门伯多禄局长街……

画外音：贫民医院又称为圣拉匝罗（圣保罗）医院，与仁慈堂同时建立。这是中国最早的西式医疗机构，由卡内罗于 1569 年创办……

早期贫民医院的管理主要由天主教修士负责，没有专门的医生，由传教士担任医务工作，为病人提供生活所必需的生活物资，包括鱼、米等，它是以收容为主的收容医治机构。医院雇用男护工及男侍从，男护工主要负责保卫工作并同时管理病人；男侍从主要负责日夜照看病重的病人，为将去世的病人找到财产见证人。医院内设有药房。牛痘即是从此医院传入中国内地。中国人除称贫民医院为"医人庙"或"医人寺"，也有人称之为"白马行医院"——中国人称医院前面的街道为"白马行"。当地每年举行的佛教游行仪式中，白马偶像由此通过，医院由此得名。

贫民医院除了接收有病的男女老幼之外，还要接收"远来孤旅无家者"，并"顾护之"。可知贫民医院并非真正意义上的用医疗技术诊治病人的专门医院，其性质更接近于收容院。在贫民医院治病，天主教的弥撒就是一种最重要的治疗方法。中国人将贫民医院称为"医人庙"或"医人寺"。"庙"和"寺"都是当时中国人对教堂的俗称，这就明确了贫民医院的宗教性。15—16 世纪，欧洲基督教国家的许多医院就是与教堂或者修道院一体或办在教堂和修道院内，以宗教方式治疗疾病，在病弱者过世时为其举行宗教仪式。一些乡间的医院直接就为收留贫困、年老、体弱多病的人及流浪者做准备。因此，澳门贫民医院初建时，仍如在中世纪时代欧洲基督教会开办或代管的一些医院一样，与教堂或者修道院一体相连，对医院中病患及过世的人必须遵循宗教仪式处理。"仁慈堂共拥有三个小礼拜堂，一个在仁慈堂内部，一个在麻风病院附近，另一个便在贫民医院中。医院总管要立刻使那些由主席和巡查员选送来的人们进行忏悔。……在医院举行弥撒的那些日子里，总管要使医院所有侍从和病人在弥撒中各就各位；……每天晚上要向他们讲解基督教讲义。"这就说明，贫民医院施行的是由中世纪欧洲医学承继下来的欧洲传统医学。澳门贫民医院初建时及建成后相当长时间内，并非一所近代西式医院。

中世纪的欧洲医院与近现代医院的概念有本质区别。中世纪时，欧洲医院的主要功能是收容，其收留残疾人、乞丐、弃儿、流浪汉，严重的传染病患者如麻风、梅毒患者等，并有护理照顾与医疗功能，是一种慈善机构。拉丁文 hospitalia 的原意是旅馆、客栈。这种旅馆、客栈兼收留老人、孤儿、残疾人，后来逐渐演变成为专供病人居住的处所，这就是英文 hospital（医院）的本源。医院的发展与基督教密切相关，因为基督教的教义中有要服务病人的内容。医院的组织与工作都具有宗教性质，护理重于医疗，虽然也可能解决病人肉体的痛苦，但其主要目的在于洗净灵魂。这种带有宗教性的医院的最早源头可追溯到希腊的阿斯克雷庇亚斯神庙。在 1 世纪时，犹太教教徒为去耶路撒冷神庙朝圣的人修建了许多旅馆，其中一些能够提供医疗服务，后来基督教徒亦修建许多旅馆。到 5 世纪时，在小亚细亚、意大利、北非和法国南部均可看见这样的旅馆。最早的医院多建于寺院周围。修道院是人们的避难所，修道院和教堂的医生在给生了病的人提供食物、庇护和祈祷的同时，亦会用草药为患者治疗，还收留那些无家可归或被社会抛弃的人。这是后来出现的中世纪医院的源起。

早期基督教的很多医院或收容所最重要的功能是看护、治疗病人，此外，也为贫穷人避风遮雨，为外乡基督徒提供住宿。这些医院被称为"救济院"（xenodochia），是根据基督关心身体有疾病的人之令、早期使徒关于基督徒要款待外乡人和客居者的诚命创建起来的。这些收容院式医院及由其发展而成的中世纪基督教医院并非近代的西医院。中世纪初期，开始在修道院设立专为僧侣服务的医疗所，后来才在医疗所附近设立为一般病人看病的医院。在文艺复兴运动后，欧洲医院逐渐向近代化医疗机构转变，经过近代化进程，到 19 世纪才发展为近代化医院。

贫民医院从创建时起就是为"鳏寡茕独，有疾不能自疗"的贫穷的葡萄牙人服务。该医院从创建起就是一间慈善医院，对入院的贫穷的葡萄牙人免费收治。但是，这所医院在正常情况下不可以收治非基督徒的中国人。"1710 年，当时的澳门总督贾士度发令逮捕了仁慈堂主席弗朗西斯科·朗热尔，因其接收了一个被澳门市民打伤的华人入住贫民医院养伤。"贾士度认为："按照惯例不应该接受这些病人，因为他们如果在医院死亡，会给城市带来很大的麻烦。而且，当时根据医生所言，这个华人快不行了。"贫民医院即使是被迫接收了被葡萄牙人打伤的中国人，其负责人亦要受到惩处。这显然与卡内罗建立贫民医院的宗旨相违。在卡内罗于 1575 年写给耶稣会总会长的信中提到，他到达澳门时说："我一到达就命令开设了两所医院，接收基督徒和非基督徒的病者。我同时建立了一家慈善机构，类似罗马的援助协会。此慈善机构为所有穷人及需要帮助的人解决之需。这可以对中国人产生正面影响。"

在穗澳两地以英美人士为主创办的近代西医院大发展的影响和带动下，澳门葡萄牙人于鸦片战争爆发后的 1840 年扩建贫民医院，贫民医院进行翻修扩建，主要是解决医院的破旧与空间狭小问题，工程主要是加盖一层病房及返修顶棚，于 1842 年完成。这所天主教的侧重慈善收容的传统西医院开始成为近代西医院，但仍留有传统收容功能。扩建完成后，在医院正门之上辟一神龛，内里安放圣徒传记中的病人保护神圣拉法尔（S. Rafael）像，葡萄牙人于是称这间医院为圣拉法尔（或译：圣拉斐尔和圣辣法厄尔）医院。贫民医院在进入 19 世纪中叶后才发展为近代的西医院。到 1847 年，贫民医院已颇具规模。贫民医院于 1834 年改为市民医院。该医院直到 1975 年因财政状况永久关闭，完成其作为绵延数百载的医疗机构的使命。

　　画面：20世纪澳门市民医院的照片……1999年12月18日正式改为"葡萄牙驻澳门领事馆"的澳门市民医院旧址……

三、麻风病院

　　麻风病院则完全对中国人开放收容。它原本拟建于广州，但因中国政府不允许，改为设立于澳门。麻风病院最初设于贫民医院的专门隔间内，为了防止麻风病的传染，设在贫民医院内的麻风病院很快就搬到澳门城外的望德堂附近，而且在望德堂内进行宗教活动。因此，当时的人们往往将麻风病院与望德堂并称为"发疯寺"或"疯堂"。

　　画面：澳门炮台山（渐化）……澳门望德堂区……

　　麻风病院初建时，规模并不大，但由于后来收容的麻风病人较多，院小人多，加上麻风病人的亲属，或无依靠的贫民要入住，却不能入院，就只能在麻风院侧的山坡上搭盖寮房居住。于是，麻风病院将那些草屋改造成瓦面泥墙。

　　麻风病院重视护理，宗教方式是其主要医治方式，也发放药品医治。麻风病院的管理主要由传教士负责，如1579年11月15日，两位方济各会会士阿尔法罗和卢卡雷利及其墨西哥驻守佩德罗·维拉罗在广州传教时被赶到澳门，卡内罗神父收留了他们，并且安排他们为麻风病院病人服务，"以谦卑的态度为麻风病人打扫屋子和床铺，没有任何厌恶的态度为麻风病院病人提供他们所需要的服务"。麻风病院没有专门的医生，只有护工和打杂的仆役，在医院为麻风病人服务的全是男性护工。澳门圣保罗学院的神父、修士及学生经常为麻风病人服务。对麻风病院病人的治疗手段极为有限，隔离和"灵魂救赎"是最主要的治疗手段。据1627年11月14日的《澳门圣保禄学院年报》记述："学院习惯在斋期安排一位神父送一天的食物给麻风病人，并为他们做弥撒与宣讲教义。"这是基督教社会承继中世纪的传统医学方式，充分说明麻风病院与贫民医院的医疗方式，基本是西方传统医学方式。

麻风病院会安排病人从事一些生产劳动，如围沙筑田，种植瓜菜稻谷，助其生活上自理。《澳门仁慈堂章程》规定："麻风病人饲养的猪、鸡和他们种植的水果、蔬菜均不准带到外面来，以免引起同样的疾病。"由于麻风病人被关闭在一个很小的范围内禁止外出，自给自足的种植既可以解决对患者的食物供应问题，又能够丰富病人生活，这是一个世界长期通用的先进良好的管理方法。

澳门麻风病院从明代隆庆年间始建，到清代光绪年间停办。

四、军人医院及其变迁发展

1798年7月9日，一所小型军人医院在贫民医院附近药房旁边的一块地上建成，专门为驻扎在澳门的葡萄牙军队的官兵服务。这是在中国土地上建立的首间传统西式军医院，但不是近代西式军医院，对中国军事医学几乎没有影响。

画面：在澳门的葡萄牙军人照片……

1836年，"政府医生"弗雷塔斯制定了澳门第一份《军人医院章程》。这一章程，从病人收治、病人饮食要求、员工工资、员工职责等方面对医院的管理制定了规定，并分三期公布于1847年《澳门宪报》。从中可见医院已经摆脱了宗教影响，在医院内没有宗教设施，也无宗教仪式的管理规定；规定医院必须有包括助手在内的5名医疗人员，单独设立药剂师岗位，充分体现与以往不同的科学性的一面。军人医院的改建似应被视为澳门医院建设近代医疗设施的开端。

1846年，澳门医疗资源进行整合，军人医院同贫民医院一样被并入仁慈堂管理。1855 年，军人医院由于破旧不堪被政府关闭，所有的病人临时搬迁至古老的奥斯定修道院。同年 11 月 21 日，澳葡政府决定筹建新的军人医院。在外科医生佩雷拉·克雷斯波（António Luís Pereira Crespo）的建议下，澳葡政府决定在奥斯定修道院的原址修缮改建新的医院。一年后，原奥斯定修道院经修缮改造成为新陆军医院大楼。

画面：19 世纪澳门的修道院照片（或画像）……

1872 年 10 月 27 日，奥斯定修道院旁边的教堂与修道院相邻的一堵墙壁突然倒塌，强烈的震动导致残旧破落的奥斯定修道院梁柱也出现大裂缝，本已残破的医院更显破败不堪、墙坠楼危。澳葡政府决定建造一座新的医院。新医院选址在松山（东望洋山）山顶。经过 1 年多的建设，仁伯爵医院竣工。这间医院亦被称为山顶医院。1874 年 1 月 5 日，在新落成的澳门最先进医院的大楼门口举行启用仪式。这所医院的医学水平将澳门的医疗水平推向近代化的新高度。仁伯爵综合医院是澳门唯一一家政府办的综合性医院。

画面：现代澳门山顶医院照片……

五、邓玉函与罗雅谷

画面：澳门（淡出）……（淡入）杭州西湖（淡出）……鸟瞰北京故宫……

邓玉函（Johann Schreck，1576—1630 年），天主教耶稣会德国传教士。1576 年生于德国康斯坦茨（今属瑞士），1618 年 4 月 16 日，由里斯本启程奔赴东方，1619 年 7 月 22 日抵达澳门。同行的传教士还有汤若望、罗雅谷、傅泛际，他们于 1621 年到达杭州传教，于 1623 年到达北京。1629 年，经徐光启推荐在历局任职。

邓玉函曾因病在澳门住了 1 年多。在此期间，他曾行医，并曾解剖日本某神父的尸体，这是西方医学家在中国最早进行的病理解剖。他对西方医学传入中国的贡献是译著《人身说概》，这是明末耶稣会士翻译的西方解剖学著作，亦称《泰西人身说概》。其与另一本由西方国家天主教传教士翻译介绍到中国的专著《人身图说》是两部中国最早的西方解剖学译著。《人身说概》经中国官员毕拱辰润色后问世。《明季西洋传入之医学》记述："天启元年（1621 年），抵澳门，曾在其地行医，为人治病，并行病理解剖，为西方医家在华第一次之解剖。嗣即履我腹地，初派至嘉定，研究华语，继至杭州，执行教务。时仁和太仆卿李之藻致仕在家，专心译著，玉函在其家译成《人身说概》二卷，书成未梓"，"崇祯七年甲戌（1634 年），谒汤若望于京毂，言次以西士未译人身一事为憾，若望乃出西洋人身图一帙示之。以其形模精详，剖蹶工绝，叹为中土未有。其后若望又以亡友邓玉函《人身说概》译稿交之，拱辰嫌其笔俚，因润色之。崇祯十六年（1643 年），拱辰驰书蓟门，索若望译《人身全书》，云未就绪，属先梓其概，即玉函《人身说概》也，遂授梓人，书乃传世。"

这部译著对传统西方医学传入中国有其独特影响，其虽非出现在近代西方医学大规模传入中国的年代，但对西方医学在近代中国的传播有重要影响。

1630 年，邓玉函病逝于北京，享年 55 岁，葬于北京滕公栅栏。

罗雅谷（Giacomo Rho，有一说为 Jacques Rho，1593—1638 年），天主教耶稣会传教士，生于意大利米兰。据《明季西洋传入之医学》记载："本贵家子，幼年资禀椎鲁，不异恒儿，稍长攻神哲学。亦平庸。惟擅畴算，旋随兄若望入耶稣会，初学期满，即任算学教授，名始噪。万历四十六年（1618 年）四月，偕金尼阁等东迈，中途疫作，困留印度，卒神学业。天启二年（1622 年）抵澳门。七月荷兰人攻略澳门，乃助葡人守御，败之。天启四年（1624 年），与高一志潜入山西，初传教于绛州，后寓河南之开封府。崇祯三年（1630 年）五月，因玉函之卒，历法未成，徐光启等乃于其年五月十六日奏请以汤若望与雅谷二人为继。雅谷遂由知府袁楷具文起送，资给前来。翌年三月二日到京，即赴鸿胪寺报名，习见朝仪，以备随时到局，与华民一体供事，时若望尚未诣京也。帝乃以其年七月初六日准雅谷觐见，即到局视事，屡厄于历官，幸帝明察获免。崇祯七年（1634 年）成历算书都一百三十七卷，进呈御览。崇祯十一年（1638 年）中疾猝卒，墓在阜成门外滕公栅栏。"罗雅谷对西方医学传入中国的最大贡献是翻译了《人身图说》这部西方解剖学著作，它与邓玉函翻译的《泰西人身说概》是较为全面介绍西方解剖学知识的读本，影响远及中国近代。

画面：《人身图说》照片……《泰西人身说概》照片……

六、荷兰在台湾所办医院及西方医学传台

画面：荷兰风车（淡出）……荷兰海堤（淡出）……莱顿……（淡入）莱顿大学（淡出）……阿姆斯特丹（淡出）……

画外音：16 世纪下半期至 17 世纪初的尼德兰革命，使在尼德兰的北方诞生了独立的荷兰共和国。荷兰发展成为 17 世纪时的航海和贸易强国，在世界各地建立殖民地和贸易据点，国力逐渐强盛，于 17 世纪中叶超越西班牙和葡萄牙，称雄海上，有"海上马车夫"之誉。荷兰也向当时已处于重要贸易航道上的台湾进军……

画面：台湾城残垣照片……台湾安平堡照片……安平堡碑照片……

荷兰人于 1624 年进占台湾。当时，荷兰经济发达、科技水平强大，其医学水平在西方医学中也非常先进。荷兰人在台湾修筑热兰遮城，中国人又称之为安平城或红毛城。城内设有医院。该医院主要为驻台荷兰人提供医疗保健服务。德国人 Wolfgang Joost 所著《东西印度旅行记》的大员岛古图中描绘了医院的位置。翌年，荷兰人又在赤嵌建立市街、名普罗民遮，

将中国人迁往该地，并建有医院。荷兰据台期间的 38 年（1624—1662 年）中，东印度公司时常派医师驻诊，主要从事对台荷兰人的医疗保健工作。荷兰的医师也为当地百姓治病施药。西班牙人在台湾的 16 年（1626—1642 年）中，天主教神父在传教的同时，也为当地人治疗疟疾与天花。荷兰人及西班牙人把西方医学带入台湾。这是在西方文明崛起时代，在广东以外的中国各地中曾有的较具规模的西医医疗事业。在郑成功攻下台南安平后，迫使荷军败离台湾，荷兰医疗人员亦随之撤离台湾，台湾的西医医疗事业随着荷兰人及西班牙人退出台湾而消失。荷兰人于 17 世纪将西方医学传入台湾的活动，是在西方基督教文明崛起时代西方医学有规模、成建制、配套全传入中国的一部分。然而，荷兰人将西方医学传入台湾时间短，影响没能持续，而且台湾与中国大陆相隔海峡，对中国内地几乎无影响。

七、艾脑爵和安哆呢与广州医院

画面：白色花岗岩构筑的马德里大皇宫，经宽阔广场两侧长长门廊行往宫内，一间大厅天花板，挂着的西班牙伊莎莉贝女王与费迪南国王这对夫妇接见哥伦布的彩绘画作，画中哥伦布献上地球仪……

画外音：伊莎莉贝女王与费迪南国王，驱除摩尔人王朝并统一西班牙后，战尘尚未落定就招用哥伦布出洋远航，发现美洲新大陆，凭地理大发现之优势开创西班牙海洋帝业，缔造无敌舰队雄霸海洋，获取巨富，筑造了"日不落"帝国……

画外音：西班牙的基督教传教士，也随海上航船来到包括中国在内的东方，并带来辅助传教的西医治疗方法和手段……

西班牙天主教传教士艾脑爵（Bras García，1635—1699 年），出生于西班牙托莱多省（Toledo）藤布雷克市（Tembleque）。1669 年，他随文度辣（Buenaventura Ibáez）、意大利方济各会士丁若望（俨思，Ioannes Magi Climent，1635—1702 年）等神父经中美洲东来，开始了其东方传教生涯。整个行程中，原本已懂得一些医学知识的艾脑爵修士不断学习和实践，为日后行医打下基础。艾脑爵在墨西哥的 14 个月里，收集了一些医书供自己学习之用，并在墨西哥城一家医院实习。1671 年，文度辣一行到达马尼拉，艾脑爵修士又在那里的皇家医院行医。

1672 年，世俗修士艾脑爵随西班牙方济各会中国传教团的文度辣神父从马尼拉乘坐葡国商船来到澳门，他是西班牙方济各会中国传教团会长文度辣神父招募的一位世俗医生，准备入华传教。

画面：广州越秀山上镇海楼……奔流的珠江……

近代西方海上首强葡萄牙兴起后，很快就受到继之而起的近代西方海上另一列强西班牙的争霸挑战。在当时的时代背景下，由葡萄牙人实际管理的澳门内，西班牙天主教传教士的行医传教活动自然受到多方掣肘。西班牙天主教传教士将其战略眼光投向更能深入中国内地但更难进入的广州。文度辣与林养墨（Jaime Tarín）、卜芳世（Francisco Peris a Comcepción）前往佛山时被捕，而艾脑爵则留在澳门。

艾脑爵一到澳门，便在方济各会修道院为各种人看病。他除了在方济各会修道院外，也在城中的圣克拉拉（S. Clara）修道院、圣多明我（N. P. S. Domingos）修院和圣奥斯定（Sto. Agustin）修道院救助病人。他治疗过各种类型和条件的病人，特别是那些贫穷的患者。如果他到一些富裕人家治病，则收取一定的费用，并将治病所得作为给穷人治病的开销。他从 1672 年 5 月至 1676 年底在澳门行医 4 年多。这为他以后在广州行医积累了丰富的治疗经验。

西班牙方济各会中国传教团会长文度辣神父带领同会的传教士林养墨、卜芳世、丁若望和世俗修士艾脑爵医生从马尼拉到达澳门，由于受到耶稣会和葡澳当局的阻拦，文度辣神父决定将丁若望和艾脑爵暂时留在澳门，他自己则带领另外两人从澳门乘船潜入广州。艾脑爵医生就在方济各会修道院安顿下来，由于他在离开马尼拉之前向方济各马尼拉医院索要了一批药品，于是在澳门开办了一间诊所。他还在方济各会修道院诊所内设立一间药房。其制药所需的各种药材和原料，大部分来源于各港口中的葡萄牙人。澳门仁慈堂每年也给该药房 100 两白银。另外在修道院附近有一块田，用来种植药材。艾脑爵医生在医院 4 年，救治了不少澳门贫民，后来由于得到进入中国内地传教的机会而离开澳门到了广州。在澳门开办不久的方济各会药房也随之停办。

画面：清代的羊城……清代广州府地图……

艾脑爵对西方医学传入中国的最大贡献是创立了广州医院。他于 1676 年随另外两名方济各会传教士一同前往广东内陆传教，将药房和诊所中的药物、设备也一同搬来了广州，为创立广州医院做准备。他们首先在广州城内的赦罪圣母教堂（Iglesia de Nuestra Sefiora de la Porciuncula）安顿下来。

画面：广州人民公园（清代平南王府遗址）（渐隐）……涌水缓流……羊城河涌……涌边广式西关瓦房……

1678 年 5 月，方济各会传教士在广州城外扬仁里买下一座大宅院，将其改建成一座修道院院舍，命名为圣方济各修道院，在院舍里建造了一座西式教堂。中国教徒们称其为扬仁里福音堂。这是广州医院之前身。当时代表清廷坐镇广东一方的尚之信手下有一个叫李北明（Lype Ming 译音）的佣人，是基督教徒。在其帮助下，传教士们在广州城外的扬仁里找到一所很大的宅院。方济各会传教士们决定买下这所住宅作为他们的会院，并立刻把这一决定写信告诉了当时正在澳门的会长文度辣神父。他当即同意，并派人带去足够的银两。就这样，方济各会就以 1000 两白银买下这座宅院，尚之信也赞助了 300 两白银。买房的契约于 1678 年 5 月正式签立。方济各会传教士们先在会院中一所宽敞的房间里设置了一个小教堂，然后准备在会院内建造一座真正意义上的教堂。不久，文度辣神父和他带领来中国的卜芳世、林养默、丁若望 3 位神父和世俗修士艾脑爵医生相聚于广州，商议在会院内建造一座欧洲式教堂，将会院改造成一座西班牙式修道院，可以容纳 20 名传教士。在得到尚之信同意后，开始建造教堂。由于没有掌握建筑艺术和设计的专业人员，就由丁若望凭记忆和想象担负绘制图纸的工作。在建造教堂的同时，会舍内设有行医场地。

1678 年复活节之后，艾脑爵修士与林养默神父搬到了城外新建的教堂中。该教堂位于广州城外扬仁里东约小南门花塔街。艾脑爵医生的药房从澳门迁来后，他便专门在修道院内选择了一处地方做医护所，预留 3 个单人房间作病房，供生病的方济各会传教士入住就医，其他修会的传教士生病，由方济各会传教士出诊医治。医务所每天开放，接诊病人 15～20 人，医务所还有出诊服务，又在广州扬仁里修道院开设了一间门诊部为来求诊的病人看病。艾脑爵医生为中国的天主教徒、异教徒或平民百姓提供医疗服务。于是，一座比澳门贫民医院更先进的医院出现在广州。这所医院由一间药房、一间医护所和一家设有门诊及外科的诊所组成。这里的医护所相当于医院的住院部。医院集门诊、治疗、手术、护理、制药和药品医用品供应于一体。这座医院在医疗服务对象上，除为欧洲人及基督徒服务外，也为中国人服务，无论是达官贵人还是平民百姓，这就完全不同于贫民医院。其中诊疗所专门用来治疗西洋传教士；患病的教士可以住在里面，直到康复。医务所则专门为中国各阶层的病人服务；病人在接受完治疗或领取了药品之后，一般要回家养病，只有极个别的情况例外。这一医疗机构自建立起，到 1732 年传教士被驱逐出广州为止，前后运营达半个多世纪，有时接近医院规模，但在其存在的 50 多年中，在这里工作的传教士医生多数时候只有一两个人，实际上为类似诊所的传统西医医疗机构。

1679 年底，"一座工艺精湛的教堂终于建成"。这也是后来以教堂建筑为主体的广州医院的基本格局。作为专业医师的艾脑爵参与教堂建设时，应该就把医院的结构融于教堂的格局中。教堂建成时，医务所已设于教堂里。广州医院的建筑乃仿照欧洲医院建筑的教堂与医院一体的结构布局。建成的这所教堂被称为"圣方济大教堂"，纪念方济各会创始人方济各。教堂及医院建于扬仁里一带，所以附近居民称之为"扬仁里福音堂"。

在艾脑爵医生于1678—1699年管理医院期间，以及在他之后的安哆呢医生管理期间，药房的药品充足，这是因为广州作为中国重要对外港口而西药来货方便。前来就诊的病人非常多，包括达官贵人与平民百姓在内的中国人也来看病。因此，传教士某种程度上得到那些被医治好疾病的政府官员和士大夫的保护和帮助，那些恢复了健康的有钱人往往为表达感激之情而给予传教士慷慨的施舍，这又为药房和医护所得以继续维持服务提供了部分资金上的支持。这与维系医院运作的资金主要靠澳葡自治机构和教会及留居当地的葡萄牙人的贫民医院有很大不同。

据西班牙方济各会士利安定（Augustfn de San Pascual）神父记载，艾脑爵修士曾去顺德容奇为一位教徒治病；方济各会士石铎琭神父在广州期间，也曾在广州城附近行医。关于他们的治疗手段，史料记载很少。据利安定神父说，艾脑爵修士曾使一位盲人复明，使用的是放血和服泻药这样一些欧洲中世纪传统疗法。

艾脑爵热情对待每位前来求医的病人，认真为他们诊断、开药和进行护理，他的医术也得到病人的赞扬。艾脑爵修士最为成功的医疗案例是治愈因摔伤而导致下肢疼痛卧床1年的文度辣神父。为了照顾有6个月躺在床上不能翻身的文度辣神父，艾脑爵与他同睡，一刻不离地护理。1年之后，文度辣神父恢复了健康。

艾脑爵修士在广州行医的最后几年中，一直呼吁再派医生来广州；终于在1697年，有安哆呢修士来到广州。1698年，艾脑爵修士在中国进行了一次6个半月的旅行，返回广州后于1699年1月6日经福建前往马尼拉，在那里继续行医，不久因病去世。

安哆呢（António de la Concepción，1665—1749年）是西班牙方济各会

31

修士，1695 年抵达马尼拉传教，1697 年到广州。《澳门记略》载："在澳蕃医有安哆呢，以外科擅名久。"在马尼拉时，他即已开始学医，抵达广州后，又在艾脑爵修士的指导下行医。他对西方医学传入中国的贡献是继艾脑爵之后，在越来越困难的政治条件下，主持广州医院的工作。1699 年，艾脑爵返回马尼拉，广州扬仁里的方济各会只剩下安哆呢 1 个人主持医务工作，他治愈了很多官员和穷人。艾脑爵离开广州后，安哆呢便承担起艾脑爵创办的广州医院的一切工作，包括医生、手术师、药剂师和制药师的工作。由于医务特别繁忙，安哆呢曾多次向马尼拉方面要求再派医生前来协助工作。其在广州行医期间，先后有多人前来协助，"但这些人或因为无知，或因为没有耐心，或因为无法掌握语言，都不能令安哆呢满意"。安哆呢的手下还有多名中国仆人为其效力。

雍正皇帝即位后，多次发布驱逐西洋传教士的圣谕，广州医院开始面临迫迁到澳门的压力。因为安哆呢在广州行医的过程中结识了很多地方官员，得到地方官员的庇护，所以他仍能坚持在广州行医，广州医院还能坚持开办。

一直到 1732 年，安哆呢最终还是被驱逐到澳门。安哆呢就将广州城外的扬仁里修道院的医疗设备和药房迁到澳门。

安哆呢在澳门期间，继承广州医院的传统，为各种身份、各种背景的人看病治疗。

1749 年 9 月 9 日，安哆呢在澳门居住了 17 年后去世。

八、高竹

画面：清初的广东海岸……澳门（淡出）……（淡入）曼谷的寺庙……泰国湄兰河（淡出）……

高竹（1659—1733 年），是在欧洲人中长大的中国人传教士医师，他是现有所见资料中最早系统掌握西方传统医学的中国人，对西方传统医学传入中国有一定影响。高竹，字嘉淇，号广瞻，广东新会沙堆那伏乡南霞里人。父名日琮，字自珍，号娱石，清廷赠敕正七品文林郎（文散官）。母汤氏。兄名联福，字嘉汝。弟名松。清朝初年，朝廷为了切断沿海百姓与郑成功抗清军队的联系，于清顺治十三年（1656年）颁布"禁海令"。高竹4岁那年，即清康熙元年（1662年），移界诏令下达到广东，限令东起饶平、西迄钦州沿海50里的居民内迁。高竹的家乡那伏在迁离范围内，他的父母便携带着他们兄弟迁至会城，在东门内的亲戚处寄居一年，后建帝临堂定居。高竹7岁那年，父母带着他的兄弟迁往番禺亚胡村做工以维持生活，高竹则留在古劳（鹤山）与亲戚牧牛。两年后，父母见他体弱多病，将其接往亚胡村随父母生活。清康熙七年（1668年），苦难的迁民被迫造反，巡抚王来任、御史杨雍建向朝廷上疏：让迁民回乡复业。朝廷钦准，撤销中路巡海大人，复设中路水师总兵于新会，迁民得以回乡复业。

高竹一家回到那伏乡，重建荒废家园，却又忽遭土匪麦亚保洗劫那伏乡，土匪把高竹的父母和村民160多人掳到黄梁都山巢，然后卖给澳门西洋人，西洋人不买的人就杀掉，高竹的父亲日琮被杀，他的母亲被赎归，高竹则逃离家乡，流落在澳门街头。他10岁那年，有一天，过路的马车掉了一只箱子，刚巧被高竹拾到，并追还给失主。失主是一位西洋人，他见这孩子诚实可爱，问起了孩子的身世。高竹向那位西洋人诉说了自己的苦难遭遇。那位西洋人同情他，便带他到遥罗，与自己共同生活。高竹在遥罗一住就是16年，在欧洲人生活圈内长大成人，其个人气质与生活习惯受到欧化影响。在这期间，他潜心学习西洋文化和医术，成为一名医生和天主教徒。

1680年，方济各会任命伊大任（Bernardino della Chiesa）为在中国的陆方济主教的辅理主教，叶尊孝（Basilio Brollo de Glemona）、余天明（Ioannes Franciscus Nicolai da Leonissa）为教士。1683年他们来华前，曾在遥

罗居留了一年。高竹在暹罗结识了伊大任等人，并随他们抵达广州。不久，高竹便回家乡新会那伏乡探亲，得知母亲从土匪那里赎回之后，又被歹徒害死。他悲痛欲绝，抱着家门前的老龙眼树痛哭。1684 年 10 月 29 日，陆方济主教病逝，华南代牧区之权，交给伊大任。高竹接讯，在家乡与兄弟相聚一段时间后，再出广州，并随伊大任、叶尊孝前往浙江、湖广等地从事传教活动。清康熙二十六年（1687 年），他回到新会，在会城猪糠巷定居，开设医馆，采用西法为民众施药治病，名闻遐迩，事迹传达省城。清康熙二十八年（1689 年），他娶了沙岗林氏女为妻。

此后，高竹又曾在澳门行医，并受聘于澳门议事会，成为澳门议事会最早聘任的医生之一。

1692 年，在康熙皇帝的要求下，澳门耶稣会决定派遣意大利耶稣会士卢依道医生前往清朝宫廷效力。当时康熙皇帝对放血疗法很感兴趣，希望能够获得一名放血师。为了满足康熙的要求，澳门议事会决定派遣外科医生高竹随卢依道医生一同前往宫廷。高竹在宫廷行医获得了成功，被授予养心殿御医。高竹和卢依道奉命前往宫中效力，是专业西洋医生进入中国清朝宫廷行医之始，入宫的西洋医生大多是从澳门或广州赴京。

画面：清代中期的京城画像……

高竹入宫后行医顺利。进宫不久，就被康熙授予钦天监天文学候选博士。康熙这般恩宠，除高竹确有本事外，也可能有他本就是清朝的臣民的原因。高竹先在顺天门居住，后来迁至东华门外干鱼胡同近朝房居住，便于每天进大内诊病。不久，他被擢升为养心殿御医。他曾为康熙的九皇子治好腮腺炎。当时九皇子的病已经非常严重，脓肿已近耳旁。宫廷中所有内科、外科医生都不敢施治。高竹建议用烧红的铁器将脓肿刺破，这样的治疗方式使宫中所有人都不寒而栗，皇子更是没有胆量接受这样的治疗。最后因为病情严重恶化而又无人能治，康熙不得不把他交由高竹医治，并由卢依道协助治疗。高竹给皇子做完手术后，回到住处。深夜有人来叫他们急赴宫内，因为皇子不省人事了。高竹和卢依道到达内宫后，遭到了皇太子的严厉训斥，尤其是指斥高竹，皇太子说他"没有履行职责，直到现在为止所进行的治疗都没有什么价值"。但是经过卢依道的诊断，皇子并无大碍，只是受惊过度而已。不久，皇子果然痊愈了。从此，皇帝对高竹更加宠信和重用，让他为一些高级官员治疗疑难病症，甚至他本人的病，如腰痛等都让他医治。此外，高竹还为许多患溃疡、瘰疬和其他重病的人治疗，亦获好评。其医学成就，使他的医声誉满京城。高竹还曾为太后治疗乳疮，获赐令其以之圈官荒之地以为食邑。新会高氏祠堂供有宝石，相传即是当年用以治愈太后乳疮的药物，高氏子孙视其为宝物。

高竹在宫廷中行医不到两年，大约在1693年3月，他向皇上请求离开宫廷，以便回家照顾他的妻子。康熙皇帝非常想挽留他，并赐给他一处住所，以满足他与妻子团聚的愿望。不过高竹去意已定，也许是他思乡情切，抑或是他从在宫内的行医经历中看到的凶险，促使其虽获圣宠仍去意坚决。康熙只好批准了他的请求。

据高氏族谱载，高竹于清康熙三十三年（1694年）四月获得钦准回乡省亲。

画面：清代广东新会……

高竹返回新会后，康熙皇帝又多次传谕招其入宫效力。然而，查史载未见高竹医生遵旨入京的记录。

高竹回到新会后不久，在濠桥街上街建屋居住，在金紫街开办"地利削"教会，应属于方济各会。当地人以高竹曾久居海外，又擅西医，故称其为"高老番"。大学士拉实送有题为"誉腾中外"的匾额，海关大员送有题为"品草皇家"的匾额，都悬挂于居室。对于朝廷的屡次招请，他都不愿从命，多次求省督抚和海关各大人为其上奏，后获准在乡终养。清康熙五十一年（1712年）御赐"天台硕彦"四字，诰钦天监博士，留任养心殿御医。

九、白晋与张诚

画面：路易十四画像……古典主义风格的巍峨宏伟又典雅富丽的凡尔赛宫……（摇镜头）宫中收藏的大量文化珍品……

画外音：以雄才大略将法国治理成当时欧洲最强大国家的法王路易十四，于1682年将法兰西王宫从巴黎迁往凡尔赛，逐步将凡尔赛宫建成欧洲最大、最雄伟、最奢华的宫殿，满足其雄睨欧洲傲视世界的襟怀志向……

画面（淡入）：茫茫大海……（淡出）

画面（淡入）：清代紫禁城……康熙画像……

画外音：清代，有天主教传教士张诚、白晋献药治愈康熙的病。当时的中国统治者，虽然对西方的思想文化及其他精神与物质的舶来品防范极严（宫廷需用例外），但对西方在华人士的行医却相对比较宽松。这就给西医在中国的传播留有了空间……

白晋（Joachim Bouvet，1656—1730 年），又作白进，字明远，1656 年7 月18 日出生于法国勒芒市。他于1678 年10 月9 日加入耶稣会，年轻时即入耶稣会学校就读，接受包括神学、语言学、哲学和自然科学的全面教育，尤其对数学和物理学兴趣浓厚。他在清康熙二十六年（1687 年）来到中国。1685 年3 月，经法王路易十四和法兰西科学院专家们精心挑选的6 名博学的耶稣会士洪若翰、张诚、白晋、李明、刘应和塔夏尔，以"国王的数学家"的身份从法国布雷斯特港乘船东来，是法王选派的第一批来华耶稣会士，在出发前被授法国科学院院士，负有测量所经各地区的地理位置和传播科学的任务。他们中除塔夏尔神父留在暹罗传教外，其余5 人于1687 年到达浙江宁波。浙江巡抚金宏咨文礼部，拟遣送回国。当时康熙皇帝正在物色新人接替年事已高的钦天监——比利时教士南怀仁，于是批准他们进京，并于1688 年2 月7 日抵达北京。白晋和张诚两位神父被康熙帝留京供职。

留宫服务的白晋和张诚为康熙进讲西洋科学知识，后来因为康熙帝偶患疾病而中止，转而进讲西洋医学知识。康熙帝病愈后，他们将编译好的西医讲义呈康熙阅览，皇帝对讲义的每篇内容都非常赞赏，明诏奖励他们。他们趁机恳请皇上解除禁教令，得到皇帝的允许。

1693 年，康熙皇帝患疟疾，洪若翰、刘应献金鸡纳，张诚、白晋又进上其他西药，治愈康熙的病，使西药声名得显，康熙皇帝对西医更感兴趣。

白晋和张诚编译解剖学讲义的参考书是当时欧洲最新的研究成果，如法国医学家威尔尼的发现及法兰西科学院院士的发现等。在 2 ～ 3 个月内，他们共编译出近 20 册讲义。康熙帝康复后阅览了他们编写的讲义。他们还向康熙呈献了 14 ～ 15 幅用铜版印刷的生理解剖图，康熙非常喜欢，还命宫廷画师进行临摹。他们为康熙讲解病理学，对康熙以前患过的各种疾病做病理分析。白晋和张诚不仅为康熙讲解西洋医学知识，还为他配制西药。他们曾为康熙皇帝用化学原料配制了一种无副作用、无苦味的药剂，深得康熙赞赏，并即谕令他们再配制几种，指定一所房子作实验室，设备全新，器具都是银质。白晋提道，"当臣等制药的时候，康熙帝曾亲自来参观。药制好后，康熙帝就谕令全部留做御用"。康熙并非将所有药都留做己用。白晋说康熙有一把专供旅行用的银质药壶，在出巡时，"一听说哪个臣子有了病，就立刻和御医一起把药送去"，"很多官内官员们，都曾服用过臣等的药，每次都是药到病除"。

1690 年初，康熙就对西洋医学产生了兴趣，命白晋和张诚讲解欧洲的人体解剖学。白晋用满文写成讲义，并在此基础上编著一部人体解剖学书，完成了第一册，由 1698 年来华的法国教士巴多明接手完成白晋未写完的人体解剖学书，康熙命名为《钦定骼体全录》。

1730 年 6 月 28 日，白晋在京城去世，享年 74 岁。

张诚（Gerbillon Jean Franois，1654—1707 年），中国清代来华的天主教传教士，字实斋，法国人，生于凡尔登，1670 年进入耶稣会香槟省修道士传习所。1685 年，受法王路易十四派遣，与一批耶稣会士来中国传教。他们进入中国的背景与详情已在介绍白晋时详述，在此仅略述。他们由葡萄牙人徐日升神甫引荐觐见康熙帝，张诚与白晋同在宫廷供职，同时学习汉、满文字。1689 年，张诚和徐日升被委任充当中俄尼布楚边界谈判的译员。

张诚在 1690 年 1 月 13 日的日记中写道："皇上在这次谈话中得知我们（指张诚、白晋）已经写出一些材料，放在我们的书房里。"张诚所说的材料是指论述消化、营养、血液变化和循环的稿子及附带的一些图示。在这一天，皇上召见时，他们已编撰出部分文稿的事实说明此项工作的开展已有相当的时日。清康熙二十九年（1690 年）八月，大病初愈的康熙对医学兴趣更浓。他非常希望搞清楚人体组织及其机能和发生作用的原理。张诚、白晋认为解剖学可以满足康熙的需求。他们草拟了详尽的解剖学讲稿，内容为人体结构及其各个部分的一般知识。当时英国医学家哈维（Wiliam Havrey）揭示了血液循环的秘密，使人体解剖学有了重大突破，人体解剖学著作应运而生。于是张诚、白晋以法国医学家韦尔奈（Joseh Pdu Vereny）的著作为原本，将当时这门学科最有价值的发现做了介绍。但由于康熙的健康状况不佳，没有学完。康熙对此甚感遗憾，于是命张诚和白晋依据西方医学理论，撰文分析他曾患过和仍在折磨他的疾病。

张诚曾主管北京法国会院，后来任耶稣会总会长。在罗马教廷与中国的礼仪之争中，他主张尊重中国敬孔祭祖的习俗，不赞同罗马教廷禁止中国教徒祭祖拜孔的命令。1693 年，康熙帝患疟疾，张诚和白晋进金鸡纳霜，康熙帝病痊后，赐地西安门内建造救世主堂。

1707 年，张诚在京城去世。

参考文献

[1] 白晋. 清康乾两帝与天主教传教史 [M]. 冯作民，译. 台中：光启出版社，

1966：97 – 98.

　　［2］陈小卡. 西方医学传入中国史［M］. 广州：中山大学出版社，2020：18 – 71，47 – 55，585 – 593，602 – 606.

　　［3］陈垣. 陈垣全集：第 1 册［M］. 合肥：安徽大学出版社，2009：309 – 310.

　　［4］崔维孝. 明清之际西班牙方济会在华传教研究（1579 – 1732）［M］. 北京：中华书局，2006：208 – 230.

　　［5］范行准. 明季西洋传入之医学［M］. 上海：上海人民出版社，2012：8 – 16.

　　［6］广东省地方史志办. 广东省志·卫生志［M］. 广州：广东人民出版社，2003：9 – 11.

　　［7］刘芳辑. 葡萄牙东波塔档案馆藏清代澳门中文档案汇编：上册［M］. 澳门：澳门基金会，1999：9.

　　［8］龙思泰. 早期澳门史［M］. 吴义雄，等，译. 北京：东方出版社，1997：52.

　　［9］陆希言. 澳门记［M］. 台北：台北利氏学社，2009：428.

　　［10］牛亚华. 泰西人身说概与人身图说［J］. 自然科学史研究，2006（1）：52 – 54.

　　［11］施白蒂. 澳门编年史：16 – 18 世纪［M］. 小鱼，译. 澳门：澳门基金会，1995：180.

　　［12］施萝莉. 社会救济活动及权力机制：仁慈堂之崛起［J］. 行政，2008（2）：365.

　　［13］汤开建. 委黎多（报效始末疏）笺正［M］. 广州：广东人民出版社，2004：49 – 59.

　　［14］吴志良，汤开建，金国平. 澳门编年史［M］. 广州：广东人民出版社，2009：148 – 150.

　　［15］印光任，张汝霖. 澳门记略校注［M］. 澳门：澳门文化司署，1992：150 – 182.

　　［16］ROBERTO MARGOTTA. The story of medicine：man's struggle against disease – from ancient sorcery to modern miracles of vaccines，drugs，and surgery［M］. New York：Golden Press，1968：102.

　　［17］MANUEL TEIXEIRA. Toponímia de Macau，Vol. II［M］. Macau：Instituto Cultural de Macau，1997：395 – 397.

第四集　新教开始在华行医传教

画面：意大利罗马……佛罗伦萨（淡出）……英国伦敦宫殿……捷克布拉格（淡出）……柏林（淡出）……巴黎（淡出）……瑞士的崇山峻岭（淡出）……

欧洲基督教社会在中世纪结束后，经过一系列社会、经济、政治、军事、文化和科学技术的变革，完成近代化进程，向东方的扩张加速，将给进入近代的中国带来翻天覆地的变化。西方列强急待进入仍没有打通关门的最后一个东方大国。就在一场数千年未遇之巨变正悄然逼近的中国近代前夜，西方医学基本走完 16—19 世纪的数百年近代化科学化长路，由传统医学蜕变为近代医学科学，并正待全面传入中国，这已是历史的必然进程。近代西方医学的传播者——基督教传教士和西医医师跃跃欲试要进入中国。这一时期是由西方传统医学传入中国时期到近代西方医学传入中国时期的过渡阶段，时间虽然短暂，然而却是一个承前启后的重要阶段。从 16 世纪开始的主要经广东传入中国的西方传统医学与 19 世纪中叶传入广州的近代西方医学的两大历史时期前后连贯，而 19 世纪初至 19 世纪中叶鸦片战争爆发为中国近代前夜，是两大历史时期的过渡阶段。

到了 19 世纪上叶，也就在中国进入近代的前夜，新教医学传教士和西方国家对华贸易商业机构及商船的医生，带着西方医学近代化科学化后产生的西方近代医学科学成果，进入广州、澳门。他们建立先进的医疗机构，践行重视为中国人服务的医疗服务新方向。主要服务中国人的马礼逊医馆、郭雷枢医院、新豆栏医局和美国医院相继出现。中国进入近代前夜时，澳门的对外贸易已衰落，使得澳门以天主教为主导的医疗事业衰败。广州在清乾隆二十二年（1757 年）后，逐渐取代澳门而成为西方医学传入中国之地。这时，经过宗教改革洗礼并掌握了近代西方医学科学的基督教新教的医学传教士以崭新的风貌，登上西方医学传入中国的历史舞台。他们随着西方货船及物资进抵中国的南大门，也将西方医学带进广州。英美等国的新教医学传教士也挟其国家经济强势为后援开展对中国的医学传教事业。新教传教士来华行医传教卓有成效。

画面：意大利威尼斯水城（淡出）……荷兰阿姆斯特丹（淡出）……德国海岸（淡出）……法国海岸（淡出）……英国利物浦（淡出）……

画面：广州黄埔港……南海神庙…… "海不扬波" 石刻……广州越秀山上镇海楼五层楼……广州十三行前水面群集帆船……

一、马礼逊

画面：苏格兰爱丁堡……伦敦泰晤士河畔的威斯敏斯特宫……

基督教新教派遣的第一个来华的传教士为伦敦会的英国人罗伯特·马礼逊（Robert Morrison，1782—1834 年）。他于 1807 年到达广东，来华前受过短期医疗训练。他于 1820 年与东印度公司外科医生李文斯敦在澳门开办了一间诊所。来这所医疗机构就诊的主要是中国人。这开创了有别于天主教主办的只为葡萄牙人及来华外国人服务的医疗服务模式。随后，郭雷枢先后在澳门、广州开设的诊所，伯驾在广州开设的新豆栏医局，都延续并不断丰富这一医疗模式。这一模式经过马礼逊、郭雷枢和伯驾等基督教新教医学传教士的长期运用逐渐稳定成型。这体现了基督教新教教会较之天主教教会，在对华传教中更富进取精神与更灵活变通地运用医学技术为传教对象服务来开展传教事业。英美两国的传教差会和宗教团体都越来越积极地致力于医务传教活动。从此，基督教新教传教士医生渐渐成为在中国传播西方医学的主要力量。从 1807 年马礼逊到澳门开始，直至 1843 年伯

41

驾等人在澳门创办的医院关闭，在此 30 余年间，新教传教士先后在澳门设立了 4 家西式医疗机构。他们逐渐把西式医疗机构建设重地移至广州，让中国近代西医发端奠基于广州。

画面：马礼逊的画像……

罗伯特·马礼逊于 1782 年 1 月 5 日出生在英国诺森伯兰郡莫尔佩斯附近的布尔斯格林。他是苏格兰农场工人詹姆斯·马礼逊（James Morrison）和英国妇女汉娜·尼克尔森（Hannah Nicholson）的儿子，他的父母都是苏格兰教会的成员。罗伯特·马礼逊是他父母所生的 8 个孩子中最小的儿子。在罗伯特·马礼逊 3 岁的时候，他和家人一起搬到纽卡斯尔，他父亲在那里开始经营鞋业，产业兴旺。

1796 年，14 岁的罗伯特·马礼逊离开学校，到父亲的公司当学徒。马礼逊在他父亲的公司工作时，受雇进行手工劳动，每天工作 12 ~ 14 小时。

1798 年，他加入长老会，想成为一名传教士。1801 年，他开始学习拉丁语、希腊语和希伯来语，还系统地学习神学。之后，他还学习中文。

1803 年 1 月 7 日，罗伯特·马礼逊进入乔治·科利森在伦敦的霍克顿学院，被培养为公理会牧师。他到 17 岁时，就开始阅读《福音派》杂志和《传教士》杂志上的新传教士运动的文章。

罗伯特·马礼逊在其母亲于 1804 年去世后，加入了伦敦传教士协会。他在 1804 年 5 月 27 日提出申请参与传教服务工作。次日，他接受董事会的面试，并通过面试。次年，他去了位于朴次茅斯附近的大卫·博格（David Bogue）的学校，接受进一步的训练。

1807 年 1 月 31 日，马礼逊先到美国，后在 5 月 12 日登船奔赴中国广东。他在海上航行 100 多天后，于 1807 年 9 月 4 日到达澳门。9 月 7 日，他进入广州。

起初，马礼逊完全按照中国的习俗，试着吃中国菜，并能熟练自如地用筷子，穿上了中国式上衣。后来他认识到这是一个错误。他这样改变自己的饮食习惯，不能健康地生活。至于那件中式衣服，只会使他显得更怪，一个穿着中国服装的外国人更会使当地人一见生疑。

1809 年，他认识了 17 岁的玛丽·莫顿，并与她于当年 2 月 20 日在澳门结婚。婚后，马礼逊独自返回广州，因为外国妇女不允许居住在那里。他们有3 个孩子：詹姆斯·马礼逊（1811 年 3 月 5 日，同日去世），玛丽·丽贝卡·马礼逊（1812 年 7 月）和约翰·罗伯特·马礼逊（1814 年 4 月 17 日）。马礼逊的妻子玛丽·马礼逊于 1821 年 6 月 10 日死于霍乱，葬在澳门旧的新教公墓。

马礼逊抵达澳门后，在东印度公司工作。不久，他主编《印支搜闻》（*Indo：Chinese Gleaner*），向欧洲报道中国风情。马礼逊调查报道中国百姓的生活习惯、疾病分类、医疗方法及中草药的使用与鉴别，开创了以科学调查分析进行归纳分类方法。他与医生李文斯敦合作，由李文斯敦调查广东地区疾病分布和分类状况。1820 年，他们两人在澳门合作开设的诊所还配备中草药，购置多种中医药书籍，聘请了当地一位颇具名望的老中医和一位中草药师傅，在诊所为他们讲解中医中药知识，同时为当地贫穷百姓治病施药。他们提供的医疗服务在短时间内使数百名患者恢复健康。这种在西医院里设立中医的模式，至今仍被当代中国医院沿用。同时，新教传教士通过针对中国人就医习惯，从开办兼有中医的诊所起步，探索怎样为中国人治病才能争取人心，扩大基督教的影响。相对于天主教传教士，新教传教士能更务实、更客观、更进取地推进医学传教活动。

1822 年，马礼逊去到马六甲和新加坡，于 1824 年回到英国。1824 年和1825 年，马礼逊在英国度过，他于 1824 年 11 月与伊莉莎·阿姆斯特朗结婚。1826 年，马礼逊带着妻子及他与前任妻子所生的孩子们回到中国。

1834 年 8 月 1 日，马礼逊在广州去世。次日，他的遗体被运回澳门，并于 8 月 5 日埋葬在他的第一任妻子和死去的孩子旁边的旧新教公墓。

在马礼逊去世后，由他开创的新教在中国的医学传教模式仍被后来新教医学传教士传承和发展。

二、李文斯敦

李文斯敦（John Livingston，1770—1838?）于 1808—1826 年为驻华商馆助理医生；1815 年，为东印度公司外科医生；1820 年，他与马礼逊一起在澳门开办了一所小型医馆，免费为贫困华人治病。这所医馆是基督教新教教会在华开办医疗机构的创举。

李文斯敦是植物学家，又精通医学。1821 年，李文斯敦被阿伯丁（Aberdeen）的马歇尔医学院（Marischal College）授予医学博士学位。他与马礼逊开设的医馆，聘用了当地的一位中医。李文斯敦在信中提道："我很高兴地为这位中医证明他的中医药疗法颇有成效，马礼逊博士能请到他主持医馆真是幸运极了。"这种在西医馆聘请中医医师为中国人看病的做法，为后来新教开设的西医医疗机构聘请中医师提供了借鉴，对后来中国现代医院与现代中医医院的建设影响深远。关于这间医馆的结业时间有不同的看法，多认为这间医馆是 1825 年结业。他们聘请当地的中医医生和草药师傅，讲解中医中药知识，以近代科学方法研究中国传统医学，这似是最先用近代科学理论阐释中医之举，对推动中华医学走向现代影响深远。

李文斯敦调查广东地区疾病分布和分类状况，科学分析中国人尤其是广东人的疾病与治疗状况。他生前通过对广东地区疾病分类状况的调查，认为穷人疾患有两类：洁净类（clean），包括盲、跛、聋哑等项；不洁净类（unclean），包括麻风病等项。各种病中以眼疾发病率最高。这项调查分类，对后来的新教传教医生有较大影响，如郭雷枢、伯驾等，都首先选择眼科来开展医务活动。他对当地流行病的研究，是广东地区也是中国最早开展的流行病学方面的科学研究。

三、皮尔逊与种牛痘术传入中国

中国明、清两代医家已发现可以预防天花的人痘接种法。较为一致的看法是中国人接种人痘预防天花始自 16 世纪。

18 世纪，英国民间已知得过牛痘的人不会再患天花，乡村医师琴纳从中得到启发，于 1796 年 5 月 14 日首次在人身上试种牛痘获得成功。1798 年，琴纳出版《牛痘之原因及结果的研究》。从此，牛痘接种术很快在欧美各国流传，后来又传到印度和远东。

19 世纪初，来自西洋的预防天花的牛痘种植技术就此传入中国的广州、澳门两地。英国东印度公司医生皮尔逊（Alexander Pearson，1780—1874 年）在澳门接种牛痘成功，并编印介绍牛痘接种术的《种痘奇书》，全名为《英咭唎国新出种痘奇书》。皮尔逊为在中国引入种牛痘术竭尽所能，费尽心血。这种预防天花的牛痘种植技术在广东普及后推广至京师，进而在中国内地传播开来。也就在皮尔逊在澳门、广州两地试种牛痘的同年，在当时的中国北方边境，有俄国赴华使团的随团医生雷曼（Rehmann）为蒙古儿童接种过牛痘，但对中国影响极小。

画面：皮尔逊画像……清代的澳门……清代的广州城……《种痘奇书》照片……

画面：蒙古草原上的乌兰巴托（清代的库伦）……

1803 年，印度孟买应英国东印度公司要求向广州寄来牛痘疫苗样本，疫苗运到黄埔港口以后却因路上时间过长而失去功效。但受雇于东印度公司的皮尔逊并没有放弃，澳门有了牛痘疫苗以后，皮尔逊就从澳门积极将疫苗引进广州，进行研究实验。眉额带历在呈交葡萄牙的公函中说："我希望能让中国人也知道这件这么好的事。广州的民众其实已经在期盼能试一下这种疫苗。那位负责人已经把疫苗材料从澳门带到广州了。"这就是广州引入牛痘的源头。陈邦贤的《中国医学史》中征引美国医生柯为良（Osgood）的《医馆略述》中的记述："嘉庆九年，英国公司沈医官始来中国，往广州经理医事，寓澳门传播痘。"

1805 年冬至 1806 年春，广东天花大流行，许多人向皮尔逊要求种牛痘。十三行商出重金邀请皮尔逊至广州，在十三行商馆内设立牛痘局宣传推广种牛痘术，共捐白银 3000 两，当年就有数千名儿童接种。皮尔逊就在澳门、广州两地试种牛痘，奔走于两地为当地人种痘驱疫，并将种牛痘术传授给广东南海人邱熺。在广东种植牛痘防治天花的成功，除了使西医获得当地人的认可外，还为种植牛痘术推向全国做了准备。西方的近代公共卫生服务方式及科学防疫方法引入中国，近代预防医学活动出现在中国，这成为中国近代公共卫生事业的滥觞，也是中国预防医学活动的发端。

皮尔逊于 1816 年在广州写的报告说："在 1805 年春……牛痘苗由一位葡萄牙公民和澳门商人贺威特（Mr Uewit）先生，在他的船中，通过活人从马尼拉带来（澳门）……它是在专业人士的管理下，到达葡萄牙在菲律宾群岛的殖民地。"《英吉利国种痘奇书》（亦有以《英咕喇国新出种痘奇书》等书名出版发行）载："嘉庆十年四月内，由啤硬格财船，由小吕宋装载婴儿，传此痘种到澳。本国医生协同澳门医生，照法栽种华夷童稚，不下百数，俱亦保全无恙。"皮尔逊利用这些牛痘苗，在澳门和广州开展了种痘工作。接种牛痘开始在当地中国人中推广实施，并花费了一些费用。他们中的许多人属于最贫穷的阶层，居住在拥挤的小舟或者其他地方，很有必要接种，其效果也很快得到证实。在 1805—1806 年天花流行期间，来接种的人很多，他估计有数千人在 12 个月的接种过程中得到接种。牛痘苗传入后主要依靠以人传人的方式保留，皮尔逊报告说："因接种人数不能持续，屡次使牛痘苗失传：当瘟疫停止流行，其所带来的坏处及其医治手段同样被忘记了。并且我发现，要保持一定数量的人数以保留牛痘种，有很大的困难。事实上，自从它被介绍至中国，已失传了两次，每次都要从吕宋岛重新带来。在另两次于澳门与广州（这两处是我唯一有权采取行动保留痘种的地方）失传后，它被发现在距此处有相当距离的广东省内的其他地方有保存。"

皮尔逊为了使种牛痘术更好地传播，招收了一些中国人来学习种痘术。他说："为了把我特有的、采取最合适的方法来传播种痘术的想法付诸实施，在我采取我所能用的最佳方法后，我传授给几名中国人它的细节……这些中国种痘人总体上是选自受雇于英国商馆的中国人。"他还写了1本介绍种牛痘术的《种痘奇书》，原由皮尔逊以英文撰写，东印度公司翻译斯当东（Sir George Thomas Staunton，1781—1859 年）将其译成中文，由广东会隆行的郑崇谦抄写。范行准的研究表明，此书还有不同译本。此书曾由斯当东的朋友、外科医生巴罗（John Borrow）于 1806 年寄给琴纳本人，并附信说："因为天花在中国也是一种经常致命性的疾病，所以毫无疑问，出于相同的理由，牛痘接种术已在广州实施了。这种更温和、更有效的替代品，将在这个人口众多国家的每一个省被接受。"中国的道光《南海县志》卷四十四载："牛痘之方，英吉利蕃商哆琳，于嘉庆十年（1805 年）携至粤东……时洋行商人刊《种痘奇书》一卷，募人习之。同时习者四人：梁辉、邱熺、张尧、谭国，而粤人未大信，其种遂失传。"然而，牛痘接种术还是以某种形式在当地传播。

为了能够出版《种痘奇书》一书，洋行商人郑崇谦挂名共同出版这本书，书中详细介绍了种痘技巧和方法，受到广泛欢迎，最初发行 200 册，迅即告罄，随后又发行 2 次。后人多直接写成是由郑崇谦译《种痘奇书》。

十三行商为推广种牛痘法，提供条件培养出梁辉、张尧、邱熺、谭国等一批种痘骨干，治愈了大批病童。推广种牛痘术方面发挥最大作用的邱熺，被十三行商聘用为牛痘局首任专司。

《种痘奇书》被译成中文，将种牛痘技术编成小册子印行流传。西方的医学及公共卫生方法传至中国广州，西式的公共卫生服务方式被中国人所接受。

为了在全国推广种牛痘术，行商潘仕成在清道光八年（1828 年）出资购置大批牛痘疫苗运达京师，并在宣武门外南海邑公馆创设种痘局，任命邱熺弟子广州余心谷医师主理种痘和推广，中国北方大批人士前来学习，在广东各方努力下，尤其是十三行商的力推，使种牛痘术在中国传播开来，西方的医学及公共卫生方法也从广东推广至全国。由中国外贸业商人推动，在中国外贸机构开展了以种牛痘为发端的广东近代公共卫生事业。最早在广东发端的中国近代公共卫生事业，有着中外贸易商人及机构的影响，更有着特有的中国唯一外贸港相对开放的背景影响与雄厚的经济基础支持。

从广州、澳门推广至全国的种牛痘术的影响还扩至国外。一些东亚国家从中国引入了种牛痘术。如 1828 年朝鲜人丁若镛在北京获得《新订种痘奇书详悉》后，在朝鲜首次试种牛痘。日本的伊藤圭介、广濑恭元分别于1841、1849 年依中文校刊《新订种痘奇法》。邱熺的《引痘略》的影响还扩至国外，该书曾多次在日本刊刻。

四、邱熺

画面：清代澳门……澳门的东印度公司遗迹……邱熺画像……

邱熺（1773—1851 年），字浩川，广东南海人，对在中国推行种牛痘术有重大贡献。外国人称他为 A．Heque。他本在澳门一间洋行谋生，是最早跟随皮尔逊学习种牛痘术的 4 个中国人之一，其中邱熺名声最大。"梁辉为番禺人，谭国、邱熹（熺）为南海人，张尧为香山人。又言厥后梁归黄埔，张归翠微，邱、谭二人遂擅其技。可见当时习者果不只邱氏一人，今日惟邱享大名，未始不因著有《引痘略》也。"邱熺本来"素不知医"，皮尔逊传种牛痘时，邱熺当时"操业在澳"，正好未出天花，就让皮尔逊为其种牛痘，"果验。泊行之家人戚友，亦无不验者"。经过亲身验证之后，邱熺才认定种牛痘术"其事不劳，而效甚大也"，于是开始学习。当时邱熺已 32 岁。

　　画面：邱熺《引痘略》……

　　1805—1810 年，邱熺在洋行行商资助下开馆为老百姓接种牛痘，"历十数寒暑，凡问途接踵而至者累百盈千"。清嘉庆二十二年（1817 年），邱熺以"此法予既得之最先，且行之无误，用敢笔之于书，以质之于世"。邱熺为了推行接种牛痘，总结多年经验，撰写了一本《引痘略》，参考了中医对天花的认识，对种牛痘术进行了解释。邱熺对天花的认识以《医宗金鉴》中的理论为蓝本。他指出"痘之为毒，受于先天，感于时气，散于经络，分配五脏"，而种痘"施于未病之先""乃引毒达表"，使胎毒去除，故能不再发病。邱熺应用中国传统医学学说阐述接种牛痘的优越性，有助于当时的中国人接受种牛痘术。

　　一种来自国外的新防疫方式传入有着悠久文明的中华古国，而当时国内实行闭关自守的国策，其传播不易。对此曾有诗云："外洋牛痘梯航来，少见多怪人疑猜。"由中国人掌握这种新的科学技术，并以中国人易接受的中国传统医学理论阐述，对这一技术的传播较为有利。

　　邱熺从两方面阐述了牛痘与人痘接种的区别：一是指出牛痘毒性低："牛之患痘必轻，以之传人必然无害"；二是认为牛痘接种于臂上，比用鼻吸更安全。他将牛痘术与传统鼻苗法进行比较，指出鼻苗法是先使所种之痘"传遍五脏"，由主鼻窍之肺传至心，再至脾，至肝，至肾，"肾主骨，痘毒藏骨髓之内，感苗气而发"，其毒自骨髓依次达于筋、肌肉、血脉、皮毛，这样"苗气必历五脏层递而入，内毒亦必历五脏层递而出"，虽达到解毒之效，但有危险性；而牛痘术接种于上臂。邱熺将种牛痘之处定位为消烁、清冷渊二穴，指出："二穴部位，乃手少阳三焦经也。三焦者，人身最关要之府，一得其关要之处引之，直从皮毛、血脉、肌肉、筋络同时直传而入，使纵有胎毒深藏于肾，亦自然同时引系而出。如引路然，引诸坦途，则无颠跻之患；如引丝然，引其端者，则无纷乱之忧。"所以，"凡种痘，皆用引法，而引毒从皮毛、血脉、肌肉、筋骨同时而出，则牛痘为最捷也"。与人痘相比，牛痘因为把握了三焦经这"关要之府"，而"三焦通则内外左右上下皆通"，因而具有快捷安全的优越性。

邱熺较好地解决了牛痘苗的延续问题。他说："牛痘法全在养苗。此苗始自外洋，嗣后以人传人，贵在连绵不绝。"邱熺设"果金"送给种痘小儿以之作为留浆养苗之费。这样既方便贫家种痘又吸引更多人前来。这就保证了疫苗有不断的供应。他将来接种的婴儿分为 8 日一批。每次接种后大概 8 日浆满，下次即在上一批已接种的婴儿中，挑选"无疮癫凛病胎毒皮肤血热疮积疾病等症者"，选择其所出"色若珍珠宝光者"之痘作为"佳苗"，取浆直接种于下一批婴孩身上，如此循环不绝。这样能够挑选出最好的痘苗。此外，邱熺也发明了牛痘的干苗法，将"佳苗之靥"密封后，"可以留十日半月"；或将浆苗干后封藏，"可留三两日"。这两种方法，应该是参考了中国原有人痘术的留种方法得出的，结果大大推动了种牛痘术的传播。例如在京城传播种牛痘术的曾望颜，就是由于读了邱熺的书而知道干浆可用，遂"索诸粤，寄至"，才能在京师设局传种。

为了延续自己为之奋斗终身的接种牛痘事业，邱熺让儿子邱昶继承接种牛痘之业。清道光二十七年（1847 年），北京痘苗又告中断，邱熺的儿子邱昶再携"干苗"入京。邱熺晚年时，邱昶受邀入京传种痘术，以父年迈欲辞，邱熺坚决让邱昶北上，"昶因敬谨从命，抵都设局凡十阅月，种婴孩数百人，授徒五人，以是传之京师"。邱昶其后还曾用干苗到广西等地传术。清咸丰元年（1851 年）邱熺去世，"犹淳淳以牛痘之事，使昶永其传"。

邱熺对种牛痘术在中国的传播起了很大作用，皮尔逊评价邱熺"他的方法、判断力和坚定不移的品格，使他在种痘事业上特别出色"。邱熺等中国人掌握并传播种牛痘术，有着近代西方医学传入中国并预示将深远影响中国的标志性意义。

五、郭雷枢及其开办的医馆

画面：英国工业革命时期城市中的医院（渐隐）……郭雷枢画像……

郭雷枢（Thomas Richardson Colledge，1796—1879 年），又译哥利支，生于英国北桑普敦郡（Northampton）的其乐斯比（Kilsby），1809 年就读于拉格比文法学校（Rugby school），1812 年进入列斯特医院（Leicester Infirmary）成为学徒。5 年后，郭雷枢再前往伦敦拜著名的医生库柏（Sirastley Cooper）为师，后来毕业于伦敦的圣托马斯医院。郭雷枢取得医生资格后，于 1819 年成为英国在东印度公司驻中国站的外科助理医师。1826 年，英国医生郭雷枢被东印度公司派驻澳门。郭雷枢来华后发现，广州和澳门街头盲人很多，而且许多人的眼病是可以治好的，于是 1827 年开始在澳门为中国眼科患者治病，他在澳门租房子开设眼科诊所，翌年扩充为类似小医院的医疗机构。作为慈善机构，贫穷病人只要持有公司发给的免费证明，便可得到医院的免费诊治，其他病人酌情收费。1827—1832 年的 6 年间，郭雷枢共医治 4000 多名有各种疾病的病人，受到病人的赞扬。1827 年，郭雷枢在朋友的帮助下在澳门建立了一所能够容纳 40 人就诊的眼科医院。随着中国人对郭雷枢信任的增加，前来求医者越来越多，以致"大量的病人无法住院治疗，只有那些离家太远，附近又无亲戚的病人才能得到住院治疗"。翌年，郭雷枢离开澳门随英国商行一起到了广州，邀美国医生布拉福德（J. H. Bradford）合作开设诊所，邀请布拉福德及柯克（Cox）两位医师协助管理，为广州的中国人及外国人治病，医治眼疾、脚疾等各种病症。郭雷枢后来离开诊所，由布拉福德与东印度公司外科助理医生柯克管理，至 1834 年停办。这间诊所规模不大，但它标志着西医传入点由澳门移到广州。

画面：清代广州城……郭雷枢在华工作画像……

郭雷枢在担任广州商馆医生 2 年后，于 1834 年改任驻华商务监督医生。

1836 年，郭雷枢向教会呈上一份报告：《任用医生在华传教商榷书》，首先提出具有纲领性的倡议，以建议的形式要求教会多派传教医生来华，用医病的方法辅助传教，并阐明行医传教的宗旨。

郭雷枢、伯驾和裨治文等在 1836 年 10 月开始筹办中华医务传道会。提议者提出："我们特别高兴地看到医疗活动能给中国人带来很好的影响，特别是增进了他们与外国人之间的友谊，同时还传播了欧美文化和科学，最终基督福音的引入……因此建议成立一个名为'中华医务传道会'的医学会。""他们的目的不是指派或培养一些医学传教士，而是接收和帮助本土学会派出的传教士，这样方便他们学习语言的同时能立刻投入工作。必须强调的是，被委任的人员一定要能够胜任工作，凡是从事工作的人一律不许收取报酬……"

中国第一个医疗卫生团体——中华医务传道会（The Medical Missionary Society in China）正式创建（1886 年后被博医会所取代），1838 年 2 月 21 日在广州召开成立大会。首次集会时渣甸（W. Jardine）为主席，参加成立大会的有 10 多个人。时任主席的渣甸在广东综合贸易厅召开的会议上宣布中华医务传道会成立。会议决定："为了长远发展，也为了在中国人中间推广合理用药与手术的重要性，我们决定在广东成立一个协会，取名为'中华医务传道会'；这个协会的目标就是鼓励从事医疗行业的人来这里实习，为医院在护理和药物方面提供帮助，但到目前为止还没有考虑支付他们报酬。"当年 4 月召开了第二次大会，改选郭雷枢为会长，大会公推执行委员：郭雷枢任会长，伯驾、渣甸、裨治文等任副会长，下设记录、秘书、司库、司数等委员。另外设终身董事、永久会员等名誉称号，十三行商伍秉鉴（1769—1843 年，字成之，号平湖，又名敦元，外人有称伍浩官，清末广东南海人）是唯一的中国人永久会员。该会成为早期教会医院运营、集资和引进人才的一个独立机关，对组织传教医疗力量发挥重要作用。不过郭雷枢不久就离华回英国去了，其会长之职担任至 1839 年。副会长之职由旗昌洋行职员、历任英美驻广州领事、英美商人、伯驾等担任。会员每年捐赠慈善款，支持博济医局。中华医务传道会在联系早期的医学传教士方面发挥了很大的功能，使他们更好地交流医学传教经验，成为医学传教士的组织。不少在中国教会史与医学史上发挥过不可或缺作用的人，都曾经是其成员，如雒魏林、合信、麦嘉缔（D. B. McCartee）。从此，传教士在广东行医传教，就以医务传道会为依托。

由郭雷枢、伯驾和裨治文联名签署的宣言中提出"鼓励在中国人当中行医，并将我们的科学、病例研究和科学发明等有用的知识，拿出一部分与他们分享……希望我们的努力将有助于消除偏见和长期以来民族情绪所导致的隔阂，以此教育中国人。被他们歧视的人，是有能力和愿意成为他们的恩人的……我们称我们是一个传教会，因为我们确信它一定会促进传教事业……利用这样的代理机构，可以铺平通往更高处的道路，赢得中国人的信任和尊重，这有助于把我们同中国的贸易和一切往来，达到所期望的更高地位，还可以为输入科学和宗教打开通道。我们可以表明的第一个利益是，将医学科学移植中国，可能会产生积极的效果……第二个利益是，以此收集情报，对传教士和商人均有较高的价值……因为只有这样的场合，才可与中国人民交往，可以听到大部分真实情况，回答我们许多问题……因为一个病人在医生面前，往往是坦诚相见的"。从宣言中可见，传教士行医的宗旨是多方面的，郭雷枢代表的传教医生在中国的医学慈善活动，夹杂着宗教、政治和经济等目的，有将科学输入中国的意愿，也有为传教士背后的西方国家利益服务的作用。

医务传道会是第一个将医学和传教紧密结合为一体的社会组织，在英美有分会。其宗旨是支持眼科医局,鼓励和帮助传教医师来华传教行医,使医疗宣教的价值更为人们所重视。

中华医务传道会的创建者表示他们乐于接受捐款。他们的呼吁得到了积极响应,截至 1837 年 5 月 11 日,在"广东登记本"上的捐赠金额总数已达 5230 美元。

1838 年 5 月,由于郭雷枢和美国女子卡露莲·西拉贝尔(Caroline Shillaber)结婚生子后,生活上经济负担不断加重,公司给他的薪水不敷使用,只好另谋出路,于是辞职离开中国。郭雷枢到来中国广东之际,正值西方医学经数百年的发展基本完成了近代化的时代,他丰富发展了马礼逊开创的新教在中国的医学传教模式,承前启后,推进了近代西方医学科学经广东传入中国。

六、海员医院

画面:黄埔港……清代的广东海岸……珠江河面……

1837 年,由医院委员会购置一艘丹麦船"贝克士(Baker's)号"改装为医院船,改名为"希望(Hope)号",可容纳至少 100 名病患者,停泊在黄埔港为英国船员服务。由于大量英国商船来广州进行贸易活动,船上水手患病问题成为当时外国医生最为关注的问题,于是他们积极筹备海员医院。委员会又从船医中雇佣一名叫侯格特(Henry Holagte)的医生常驻"希望号"看诊。这所筹划兴办多年的英国船员医院好不容易得以投入使用。然而,这所英国船员医院只经营了很短时间。由于中国政府的干涉与反对,此船于 1838 年 6 月以 8000 银圆售予行商,医院船随即面临被拆解的命运。

七、美国医院

画面：珠江虎门（远景）……（拉近）浪奔潮涌（渐隐）……澳门大三巴……

1838 年，在第一届中华医务传道会的推动下，伯驾决定在广州的眼科医院扩建期间在澳门开办一间医院。当年 7 月 5 日，由中华医务传道会开办的美国医院，在澳门花王堂大三巴街一座两层楼的洋房内成立，由美国医生伯驾主持工作。这所医院亦称澳门医院，原为郭雷枢医院。伯驾医生花费 5000 美元购置这座以砖筑建的美丽建筑。建筑空间相当宽敞，占地约 1416 平方米，大约可以容纳 200 个病人。在 2 楼有 19 个通风效果颇佳的大房间，1 楼有一些相对应的房间，可以做多种用途。医院前有 1 个小院子，在房子后面的一座美丽花园内有 3 口水井。医院卫生条件良好，在此可以俯瞰内港。而且，医院的交通非常方便，经水路和陆路都能够直达这里。10 月 1 日，广州眼科医院修整工程完成，伯驾必须返回广州，澳门的美国医院只能临时停业，许多病人也就被迫送走。伯驾认为，如果没有足够的治疗病人的时间，就不能收治他们，因为如果稍有不慎，以前"赢得的群众的信任就不得不从头开始"。从开业至暂时停业的 3 个月期间，伯驾共治疗了 700 名病人，主要是眼科疾病患者。1839 年，伦敦会传教士雒魏林来到澳门，即刻被任命为美国医院院长。同年 7 月 1 日，美国医院重新开始工作。后来，由于中英鸦片战争已一触即发，危机进一步恶化，雒魏林医生接到命令必须关闭医院，并随大批英国人撤离澳门。9 月，美部会（American Board of Commissioners for Foreign Missions）传教士医生威廉·戴弗尔（William Beck Diver）来到澳门。12 月 18 日，伦敦会传教士合信也来到澳门。1840 年 5 月，雒魏林医生从巴达维亚回到澳门。8 月 1 日，美国医院重新开放。此时，美国医院已有雒魏林、戴弗尔和合信医生 3 位医生常驻,伯驾医生也在美国医院担任医疗顾问。

美国医院从 1840 年 8 月 1 日开业到 1842 年 10 月关闭,至少接诊 5625 名病人,其中的 433 名病人是住院病人。但是,医院病床只有 55 张。"三个月中,病床常常被占满,造成不得不拒绝一部分人的入院申请的状况"。澳门以及周边城市、村庄的人都来看病,他们多是来自广东,有的来自其他不远的省份;不仅有中下层民众,还有上层人士及官员;他们长途跋涉前来看病。在医院的支出费用中,支付给当地助手、设备和建筑维修、家具和购买给贫穷病人的食物等费用超过 700 元。这间医院对澳门医疗事业的近代化起到促进作用,紧随广州新豆栏医局开创了西方近代医学科学传入中国的新局面。1842 年 10 月,鸦片战争结束后,广州局势恢复安定,香港开埠,中国根据《南京条约》实行五口通商而国门大开,欧美医学传教士开始大举向中华大地进发,澳门在广州一口通关时所独具的西洋各国来华中途站的地位已失,在澳门的美国医院也停办。

参考文献

[1] 艾莉莎·马礼逊. 马礼逊回忆录:第 2 卷 [M]. 杨慧玲,等,译. 郑州:大象出版社,2008.

[2] 爱德华·V. 吉利克. 伯驾与中国的开放 [M]. 董少新,译. 桂林:广西师范大学出版社,2008:67 - 69.

[3] 陈邦贤:中国医学史 [M]. 台北:台湾商务印书馆,1981:372.

[4] 陈小卡. 西方医学传入中国史. [M]. 广州:中山大学出版社,2020:77 - 132,606 - 612.

[5] 范行准. 中国预防医学思想史 [M]. 北京:人民卫生出版社,1953:147 - 151.

[6] 广州市荔湾区地方志编纂委员会办公室. 广州西关风华 [M]. 广州:广东省地图出版社,1997:26.

[7] 嘉惠霖,琼斯. 博济医院百年 [M]. 沈正邦,译. 广州:广东人民出版社,2009:13 - 30.

［8］李经纬，程之范. 中国医学百科全书：医学史［M］. 上海：上海科学技术出版社，1987：256.

［9］李志刚. 基督教早期在华传教史［M］. 台北：台湾商务印书馆，1985：244－254.

［10］刘鉴唐，张力. 中英关系系年要录（13世纪－1760）：第1卷［M］. 成都：四川社会科学院出版社，1989：110－111.

［11］马伯英，高晞，洪中立. 中外医学文化交流史［M］. 上海：文汇出版社，1993：319.

［12］马士. 东印度公司对华贸易编年史（1635－1834年）：第3卷［M］. 广州：中山大学出版社，1991：15.

［13］苏精. 英国东印度公司与西医来华［C］// 珠海市委宣传部，澳门基金会，中山大学近代中国研究中心. 珠海、澳门与近代中西文化交流：首届"珠澳文化论坛"论文集. 北京：社会科学文献出版社，2010：67－73.

［14］谭树林. 英国东印度公司与澳门［M］. 广州：广东人民出版社，2010：228.

［15］吴义雄. 在宗教与世俗之间：基督教新教传教士在华南沿海的早期活动研究［M］. 广州：广东教育出版社，2000：292.

［16］赵春晨，雷雨田，等. 基督教与近代岭南文化［M］. 上海：上海人民出版社，2002：255.

第五集 中国近代西医院的创立与近代西医在华传播

　　画面：珠江白鹅潭……

　　画外音：中国进入近代前后在广州创立的西式的医疗机构、医疗教育机构、公共福利事业机构就建在这一带的珠江边上……

　　画面：清代珠江边的十三行……河面上停泊的西式帆船（远景）……

一、伯驾

　　画面：美国马萨诸塞州田野……

　　彼得·伯驾（Peter Parker，1804—1888 年）于 1804 年出生在美国马萨诸塞州的法明罕（Framingham），原有 2 个哥哥，都在婴儿时夭折，只剩下 2 个姐姐和 1 个妹妹。他的童年生活较单一，总是在农场、教室与礼拜堂之间打转。一家子在父母的操持下，过着基督徒敬虔、勤劳的生活。由于是家中唯一的儿子，他必须帮着家人在农场干活，以致对学校的功课有所耽搁，升学也稍受耽误。

　　他直到 23 岁才升入阿美士德学院（Amherst College），成了全校最年长的一个学生。在这所宗教气氛极为浓厚的学院中学习 3 年以后，他转入了学术水平较高的耶鲁学院（Yale College）。因为耶鲁学院承认他在阿美士德学院的全部学分，所以他只要再学习 1 年时间即可获得学士学位。

　　也就是在 1830 年，他开始考虑到献身于海外宣道的问题。次年 4 月间，有一位热心推动海外宣道的人士安路福（Rufus Anderson）来到耶鲁主持了一连串的聚会，终于促成伯驾的最后决定。因为安路福隶属于全美最早的一个海外宣道团体"美部会"，所以伯驾也将申请书送到那里。

美部会接纳了他，同时建议他再回耶鲁去深造，接受神学与医学的教育。伯驾用 3 年时间完成 4 年的医学课程，于 1834 年 3 月通过考试，受美部会遣派，乘上一艘愿意免费带他来到中国的船。他于 6 月 4 日启程，历时 4 个月抵达澳门，10 月 26 日到羊城。

画面：清代广东省城图……

画面：伯驾在中国不同时期的照片……

伯驾终于踏上中国内陆，并在当地人称作洋行的地方住下来，受到在广州的外侨热情欢迎。当时当地的外侨大约有 200 人，其中大部分是英国人，美国人约有 30 名。他们被清朝地方当局圈限在城外十三行一带大约长 1609 米、宽 183 米的小地方生活，不许随便出游，不许乘船取乐，不许携带妇女，等等。伯驾被告知，洋行是当时中国唯一专供外国人住宿的地方。外国人未经允许，不能离开洋行地界。中国人除经允许外，也严禁进入洋行与外国人接触。外国人如违规则会被即时驱逐出境，中国人若违规则会被处以严刑。

伯驾一行住下来后，当地洋行商会十三洋行首领伍秉鉴来看望他们，伯驾与行商买办的代表首次接触，这是两大力量在未来携手推动近代西医在中国传播的肇始。

画面：十三行前珠江面上停泊帆船的西洋画……伍秉鉴画像……

十三洋行形成于清初，当时清政府实行闭关锁国政策，禁止对外贸易。但是，海外各国中有来中国朝贡，另外宫廷也要采办海外奇货。各国每次到中国朝贡，除带来给皇帝的贡品外，还带来大量的货物。朝贡的船只到了羊城后，贡使捧表进京朝贡，而其他货物则就地贩卖，然后置办货物返航。这就形成清代十三行对外贸易的起源。到了清乾隆二十二年（1757 年），清政府限定只开放广州一地作通商口岸，广州成了中国唯一对外国开放的地方。清政府在对外贸易中，设置了行商和粤海关，总揽对外贸易、承保缴纳外商船货关税，并负责转达官府与外商一切交涉。行商是由官方指定商人充当对外贸易的经纪，每人每年交纳一定数量的白银，就可取得包揽对外贸易的特权。外国商人到广州之后，他们的买卖只能够由清政府特许的行商负责，外国商人在广州的起居行动亦要由行商负责，他们在广州时亦只能在行商修建的"夷馆"中居住。十三行的称谓是在康熙年间开始的，当时中国的行商，在城外西南处建起丹麦、西班牙、法国、章官、美国、宝顺、帝国、瑞典、旧英国、炒炒、新英国、荷兰、小溪等13间"夷馆"（故称十三洋行），专租给外国商人居住。后来，洋行数不断变化，有所增减，并不限定为13家，但十三行的名称却沿袭了下来。十三行成为一个特殊的行商组织，享有垄断中国对外贸易的特权。十三行行商即为买办，亦即后来在中国近代史上叱咤风云的中国近代买办之前身。这些买办，在当时的中国，是对西方文明认识最多，也是对当时中国的外部世界相对最了解的人，比较愿意有限度地把西方文明的成果引进中国。伍秉鉴是其中的典型代表。伍秉鉴于乾隆至嘉庆年间创办怡和洋行，由于经营得法，很快就成为行商首领。

根据原先安排筹划，伯驾此行就是先要在伍秉鉴的支持下，开展行医传教活动。

伯驾急切开展自己的事业。他先在一位教士裨治文的帮助下，开始学习中文。但是，伯驾的身体状况不佳，影响了他事业的开展。水土不服使他饱受上吐下泻的煎熬，久治不愈，身为医生的他也无计可施。

他在广州居住学习一个来月后，于 1834 年 12 月离开广州并到澳门乘船，经马六甲于 12 月 24 日到达新加坡。他在那里加入美部会传教站，继续学习华文。在新加坡期间，他开了一间诊所，专为当地人治病，于 1835 年 1—8 月治疗了 1000 多例病人。

他到那里后，热情地投入传教生活中去。他参加公开的布道，同时在福建移民中找人教他福建话。他在那里开的诊所很受欢迎。他开始了利用行医开展传教的尝试，并尝到甜头。行医传教理想的实现使他很高兴。可是，他更不适应那里的热带气候。这时，在广州的史第芬传教士和奥利芬传教士等人也催他返回广州。他只好在 1835 年 9 月回到广州。

伯驾凭借其在新加坡行医传教获得的成功经验，一回到广州，就立即筹办一间西医院，并于 1835 年建立一间专科性质的"眼科医局"（即"新豆栏医局"）。伯驾选择开办眼科医院是经过深思熟虑的。他认为眼病是中国人最普遍的病，而中医治疗方法相对较少。因此，他开办眼科医院比开办一般医院更能吸引中国人注意。当时中国人之所以愿意到西方人办的医院去看病，很大程度上是因为教会办的西医院不是为了赚钱，而是借慈善事业来扩大宗教的影响。医院还附有一些宗教设施与功能，有牧师、讲道员，设布道传单分发处、礼拜堂等。

画面：眼科医局所在新豆栏街丰泰行的照片……

伯驾的诊所刚开诊时，极少有中国人来看病。但是，伯驾以宗教人士特有的热忱、献身精神和不屈不挠的意志，坚持行医，终于吸引了当地居民前来就医。随着伯驾诊所治愈病人的数目增多，诊所的名声也增大，来求诊的病人人数也大增。

当地各界长期生活在相对国内其他地方开放的环境，较容易接受来自西方的新鲜事物。讲究实用的当地人，一旦发现伯驾的西医医术"还真有两下子"，立即涌到伯驾的医局求医。

初期的困难很快就被克服了。他在写给美部会的报告中说："当我们开始尝试每天都接待病人的时候，我发现一些人手里提着灯笼，可以看得出他们在凌晨两三点钟就出来了，以确保能尽早赶到医院；挂号比较紧张的时候，他们甚至在前一天晚上就来了，在这儿呆上一夜，这样或许就能够保证早晨挂上号了……关门打烊时还不时有从大老远赶来的人利用某个外国绅士或香港商人为其求情。"

当地的政府官员已经得知这所医院的存在，也批准其行医。大多数情况下，医院能够赢得患者的绝对信任。一位信仰伊斯兰教的妇女已经65岁了，患有白内障。当伯驾对她能否忍受将刀子放进眼睛里表示怀疑时，她回答："只要你愿意，你甚至可以先把眼球拿出来，然后再放回去。"

许多女性患者愿意来这看病，这充分证明伯驾的医院得到了患者的信任。在第一季度，其医院总共接待925名患者，其中270名是女性，女性患者几乎占三分之一。

伯驾一开始只诊治眼科的病，后来应病人的再三要求，也开始为他们看其他的病，从麻风病、象皮病到疝气、肿瘤，无所不诊，终于成为一个"全科大夫"。伯驾在外科方面尤有建树，在中国近代医学史上留下几个重要的首创纪录：割除乳癌（1836年），割除膀胱结石（1844年），使用乙醚麻醉（1847年）与氯仿麻醉（1848年）。

此外，伯驾也以割除肿瘤而著名，例如他的第446号患者就是一个严重的肿瘤患者。1835年12月27日，伯驾记下他的446号病案。那是一个13岁的小女孩，由她父亲带来。乍见之下，她似乎有两个头，真把伯驾吓了一跳。待病人走近时，伯驾才发现她的右脸长着一个赘瘤，从太阳穴隆起，一直延伸到嘴边。整个右眼几乎都被遮住了。伯驾要求那女孩的家长立下志愿书，声明手术万一致命，不怪医生，才肯为她开刀。患者来的当天，伯驾在鸦片镇痛下为这名13岁小女孩施行了手术，为她割除了这颗肿瘤。瘤重一又四分之一磅，底部周长约40厘米，只用了8分钟的手术时间，女孩便解去重负。手术伤口愈合得很快，18天后患者就出院了。伯驾从而挽救了她的性命。事后，伯驾详细记载了病情的个案，还请了一位本地画家把罕见的病例绘图记录。这些资料保存在今日伦敦盖氏医院的陈列馆。

画面：右脸长着赘瘤女孩的画像……

在广东的外国商人看到伯驾的成功，并由此融洽了西方人与中国人的关系，也非常关心伯驾的工作。他们不仅捐助，而且还经常拜访医院，一些人甚至协助伯驾进行手术。其中，渣甸辞去在东印度公司轮船上担任外科医生的工作，将全部精力投入到协助伯驾的工作中。

伯驾从一开始就感到有必要寻找一个稳定的助手。他最初的助手是一名出生在马六甲、毕业于英华大学的中国人。但是，此人不久就去了新加坡。伯驾接着雇用的一名欧洲人不久也回家了。后来他只能同没有受过培训的中国助手一起工作，伯驾在第二份季报中有点怨气地写道："这直接影响医院的效率。如果有一位受过良好教育的本国年轻人，渴望掌握医疗技术，并且希望进行全面的学习，那么医院的效率就有了保证……"

这个愿望马上就实现了。1836 年底，一位名为关韬的青年人（在伯驾的英文报告里以关阿韬的英文音译 Kwan Ato 为名）成了伯驾医生的助手，他是画家关乔昌的侄子。这位画家画了很多关于医院的有趣的作品。

在伯驾的第七份报告中，他记录了从 1837 年 5 月 4 日—11 月 31 日发生的事，他不仅提到 Kwan Ato，而且还记录了举办医疗班的事："我很早就意识到在中国培养年轻人从事医生职业的重要性。我可以高兴地说，现在有 3 个很有希望的年轻人，他们分别是 16 岁、17 岁和 19 岁，正与医院接洽。他们的英语水平相当高，在配药方面能提供一定帮助，对处方也比较了解。三人之中年纪最大的是一个责任心强、工作积极的年轻人，扣除学费以外，他每月还可以得到 5 美元的工资。他可以熟练地完成一些小的眼科手术，如睑内翻、翼状胬肉等。他已经在这儿工作一年多了。第二个是三人中变化最大的一个，用他自己的话来说，他生来就喜爱文学的，直到他父亲去世……在那之后的一年多时间里，他被迫放弃了自己的爱好。他现在的一部分学费由莫里森教育学会资助。第三个，天资聪颖，现在完全由他父亲资助。他打算在这儿至少干 5 年。"

从上述和其他的一些记录中可以看出，伯驾医生主要是用英语来对学生进行理论指导与具体实践培训。

伯驾在华行医长达 20 年，他一共诊治过 5.3 万余例病人。这里面从两广总督耆英到浑身长疮的乞丐,从当地人到外地慕名而来的患者无所不包。

对伯驾及其创立的医局较早的记载有《东西洋考每月统记传》中清道光戊戌年(1838年)8月号,以题为《医院》的文章:"道光十四年(1834年),有医生名谓伯驾,自北亚墨理加国来,自怀慈心,普爱万民,不可视困危而不持不扶也。始到广州府,暂往新嘉坡,再返,于十三行内开医院焉,其宅广,其房多矣……如此服药开方,无不效也。虽昼夜劳苦,然不取人之钱,而白白疗症。设使病痼许病人寓医院。闾阎之人贫乏无钱,悦然供给饮食,待病愈回家矣。自无财帛,各国远客驻粤贸易并汉贵商一位联名签题银几千有余元,致买药材还赁行之钱。既使病豁然而脱,大有名声。病人不远千里而来,得医矣。传说此事者亲眼看医院之士民云集、挤拥,老幼男女如蚁来。莫说广东各府厅州县之人,就是福建、浙江、江西、江苏、安徽、山西各省居民求医矣。儒农官员,各品人等病来愈去矣。"

伯驾一直视医疗为布道的方式之一,因此,他虽然在医术上日益精进,但他信靠上帝之心并未稍减。在他的日记中,到处可见将某个病人"交在最大的医生(耶稣)手中",或为某个病人的痊愈而感谢上帝的记载。

伯驾行医传教的巨大成功,使新教教会深受鼓舞,大大加促利用行医为传教服务的步伐。这也促使伯驾和其他在广州的西方医生决定成立一个医学协会。伯驾在1838年会同裨治文与郭雷枢二人发起组织"中华医务传道会"。同时,伯驾也争取中外各方对其所办医院及在中国的行医传教事业的捐助,特别是他1841年漫游欧美争取的捐助。

来华新教教士,把目光投向广大的中下阶层,开展扎扎实实的基础工作与群众工作。伯驾行医就把中国下层民众作为主要服务对象,也力争为中国社会上层提供医疗服务。由于行医的方略得当,医院取得巨大成功,有时一天可接待1000多人。伯驾医生在1843年医学会出版的历史摘要中说："想让一个当时没有见证医院的情况的人相信那时的景况确实比较难。他需要全天呆在医院里接待新病人，目睹妇女和儿童在前一天晚上就聚集在医院门口，在街道上坐上一个晚上，这样他们才能挂上号。他早上能看见轿子排成的队向各个方向延伸；看见当官的和他们的仆人、脚夫、马夫和挑夫们；看见下面的屋子里挤满了人，父母尽量将孩子举过头顶，以免他们被伤着；诊断时站在一旁，然后将他们的票交到上面的大厅，他们在那儿挂号和看病；急诊会被马上处理，其他人只好叫他们5天后或10天后再来，这取决于医院照顾他们的能力。在那层楼上还可以看到一两百人；各种级别的官员，下至地方的文职官员，上到省的刑事法官，坐在医生的桌子前，身边还有十来个仆从等着领赏。"

伯驾每天一早起床，就为来求诊的人看病治疗，一直到深夜。辛苦劳累不说，生活也没时间讲究。但是，当他看到一个个病人被他治愈后离去，就由衷欣喜，感到再辛苦也值得。他觉得，他的工作体现了基督对人类普遍的爱——不论贫富，不分阶层，不分种族，不分国别与民族，一切子民在上帝眼中都是一视同仁。他的成就见证了基督的福音。

伯驾是在鸦片战争的前夜来到中国的。当时中国清政府实行闭关自守的基本国策，国家经济制度是个庞大的自给自足的经济体系，西方的资本和产品难以进入中国。倒是由于西方各国对中国茶叶、生丝需求庞大，反倒使中国成为对外贸易的出超国。这使急着打开中国市场的西方国家想方设法打破这一困局，满足其在数百年间飞跃发展起来的经济扩张需要。鸦片贸易成为突破中国政治经济防线的方式。

鸦片急剧流入中国，损害了中国人的体质和精神，也给清政府带来巨大的经济危机和政治危机。一场中英大较量爆发了。

画面：林则徐画像……广东虎门……

1839年初，清廷任命林则徐为钦差大臣，派其南来广州以查禁鸦片。英商敷衍他，不甘尽数缴出毒品。于是，林则徐于3月24日派兵包围"夷馆"。被困的外国人有 200 多名，伯驾也在其中。经过一番对抗，3 天后，"夷馆"的领事义律屈服，下令英商陆续缴清鸦片。不久英侨全部撤至香港和澳门，伯驾却独自留在广州。由于他医术高明，伯驾在广东的民间到官方的名声很大，他与中国官方多有联系。连林则徐也先是请他开药方为鸦片烟客戒毒，继而请他为自己治疝气。林则徐患有疝气和哮喘病，曾派幕僚到伯驾处取疝带及祛喘药，并回赠水果等物。伯驾虽未见到林则徐本人，但专为林则徐立下 1 份病历。

伯驾在病历上记道："病案 6565 号。疝气。林则徐（误拼为 LinTsill-set）钦差大臣。"（载于 1840 年的《中国丛报》）这是保存下来的最早的西医病历之一。

本来，医学注重对病人的临床诊断。不过钦差大臣是朝廷重臣，林则徐是中国士大夫出身，生疝气的地方，属于人的隐私部位。中国统治阶层向来"严夷夏之大防"，怎能让一位陌生"夷医"来拨弄钦差大臣的阴私之处。更何况，当时中西关系复杂，中英正处于战争边缘，更应该小心。于是，他在治病过程中费了一番心机。

一位洋行买办带来林则徐的一封信，要伯驾配药给他医治疝气。伯驾恭恭敬敬地回了一封中文信，详析疝气的病因，附以图解，并且建议可装托带医治。林则徐想必不愿任人近身来装带，似乎也怀疑装了是否有效。他派来一位已经装有托带的朋友，向医生再索一具。伯驾回称，这东西必须由医生动手安装。于是林则徐又派来一名亦患疝气的副官，要医生装上托带。伯驾从命，那位副官安装上托带后也感到满意。最后又来了一人，自称是钦差大人的"兄弟"，正巧体型也差不多，托带如果合他，必然也合钦差大人。伯驾亦就只好为来人安装疝带。

事后，伯驾在业务报告中说，"呈送给钦差大人的托带尚称见效"，又说不但林则徐曾经当众夸奖他的医院，而且结了善缘之后，林则徐的左右侍从也时常出入医院。

应该说，伯驾也是一位反对让鸦片荼毒生灵的人。他对林则徐的严正立场及中国人民所受鸦片荼毒之苦，似有同情。他曾写过一封长信给林则徐，称自己"特别是中国的朋友"，表示对"鸦片烟魔"的憎恶，称赞林则徐"廉洁、爱国和仁慈"。他在信中，婉劝林则徐放弃对抗英国的激烈行动，试图缓和一触即发的中英紧张关系。在同一封信中，希望通过"体面条约"的形式，规范中外关系，达到使中国对外"开放"的目的。也许正是有了这样一封信，引起林则徐对伯驾的注意，才有了后来的间接交往。伯驾的这封信，和他主动与林则徐联系的行动，显示了伯驾希望通过影响中国政府上层人物，以图建立新型的中西方关系，改变中国的基本国策。他的这些不寻常的做法，启用了近代以来西方各国影响中国政治走向的一种重要方式，也展现了这位传教士医生有着外交家的眼光和禀赋。

林则徐是通过行商伍秉鉴与伯驾联系，买办、西方人士、政府官僚之间的复杂关系这时已见端倪。

伯驾为林则徐提供了翔实的治疗鸦片危害方法的资料，并帮助翻译书报。《万国律例》的片段中译，就是伯驾所作。

接下来，伯驾与林则徐还有间接接触。1839 年 6 月 10 日，伯驾向林则徐派来见他的 3 名使者主动提出，送林则徐 1 份地图、1 本地理书和 1 个地球仪。也许为了彰显上邦大国架子，这 3 位使者要伯驾在送这些物品的同时，附 1 份请求接受赠品的禀文。伯驾拒绝这样做。最后，这些使者只好按照伯驾的意思，接受了这些赠品。

当时伯驾虽对中国人民有善意，但是他又站在自己国家的立场，使他不能公正地看待鸦片战争这场中西方大冲突。加之对自身种属、民族的优越感，使他在立场观点上是倾向西方。

鸦片战争开战前，林则徐派兵包围了十三行，强制鸦片商交出鸦片，伯驾也像其他外国人一样被圈禁在内。清朝政府还通过伍秉鉴向伯驾施压，收回租给医院的房子。这些事促使伯驾对中国的态度由同情、友好转向敌视、反感。

伯驾在鸦片战争爆发后，关闭了他的医院，于 1840 年 12 月回到美国。伯驾在中国的经历和他对政治的热心使他在国内的名望大增。他结识了最高法院的大法官和一批上层人士，并娶了年轻美丽的妻子。随后又到欧洲活动，与国王、贵族、政要交往。伯驾参加了美国新任总统威廉·亨利·哈里森（William Henry Harrison）于 1841 年初举行的就职典礼，还求见了总统哈里森，并讨论了对华关系的有关问题。他在美国这段时间里，多次与美国政要接触，要求重视对华关系。伯驾建议美国政府任命一名全权特使前往中国充当中英之间的仲裁。由于当时美国国内正忙着大选，他的建议未引起注意。新总统哈里森上任后，伯驾又一再呼吁重视对华关系。

美国专使顾盛（Caleb Cushing）来华谈判，指名选择伯驾做他的秘书和翻译。1844 年 2 月，顾盛到澳门后，正式任命伯驾和裨治文为美国使团的中文秘书。伯驾担任美国公使顾盛的译员，是他参与外交工作的开始，此后伯驾还担任过美国使馆的代办与公使，他于是从一个宗教徒成为一个外交官和政客。同年，中国与美国在澳门的望厦签订了两国间的第一个条约。

伯驾通晓中文，了解中国情况，并能通过行医与中国官员进行交往，这为他的谈判工作带来便利。美国在谈判中得心应手，美国谈判代表在谈判中，与中国官员就条约的中文本逐条进行讨论，为美国争取到最大的利益。

原来在第一次鸦片战争后签订的《南京条约》中，虽有"耶稣、天主教原系为善之道，自后有传教者来到中国，一体保护"的文字，开日后传教条款先河，但对传教问题没有作规定。经伯驾和裨治文等传教士的力争，在《望厦条约》中，西方国家在华传教享有特权，对清政府采取弛禁基督教政策产生了最直接的影响。

伯驾除了极力协助迫使中国与美国签订条约外，也在美国和欧洲各地巡游，争取对在华医药传教事业的支持。经过伯驾的大力倡导，西医和西医教育在中国得到很大发展。

伯驾在广州开办的医院，在鸦片战争中被烧毁。1842年10月，伯驾与新婚妻子一道回到广州，将他创办的医院重新开业，伍崇曜（伍秉鉴之子）免收他的租金。伯驾一面复办医院，一面积极从事外交政治活动。

马礼逊开创并经郭雷枢等人丰富发展的新教在中国的医学传教模式，最后由伯驾完善定型，获得巨大成功，促进近代西方医学传入中国，并为中国医学带来根本性变革。

伯驾自1834年抵羊城，至1857年返回美国，历时23载。1857年，伯驾夫妇回国定居。自此，伯驾直到1888年去世都没再到中国来。

二、博济医院的建立与中国近代西医的开端

前面提到于1835年，美国传教士伯驾在羊城新豆栏街创办了一间专科性质的"眼科医局"（即"新豆栏医局"）。据记载，其在开办时起就具有一家近代化医院的元素。它是在鸦片战争后的中国国内最先发展起来、最有影响、最完整的综合医院，并于后来易名"博济医院"。

鸦片战争开启中国近代史后，西方科学文化中最先进入中国的医学科学，更不受限制地在中国传播开来，以科学为基础的近代西方医学，给中国医学及其教育传授方式带来根本性改变，中国医学史翻开新的篇章。中国医学在近代的根本性改变，就由博济医院的建立开始。

鸦片战争前后，西方欧美国家派遣大批基督教传教士来华，近代西方医学也随着传教士的进入而传入中国。广州是近代中国最早与西方世界接触的前沿地区，也是近代西方医学最早输入的城市。西方国家的教会在广州先后创办了10所医疗机构，其中以博济医院、柔济医院两间医院声誉最高。前身为眼科医局的博济医院是中国近代首家新教教会医院，中国的近

代医学科学在此发端。

西方来华基督教传教士，不但以其医术为中国人治病疗患，以辅助传教，更把当时先进的西医医疗技术传授给中国人，西方医学就这样经广东传入中国。来华传教士艰难缓慢地向中国传播西方医学，在这一过程中得到了十三行商与西方对华贸易商人的帮助，博济医院的前身——新豆栏医局就是行商大力支持帮扶建成的。

1827年在澳门开设眼科诊所的英国东印度公司传教医师郭雷枢，于1828年来到广州，邀美国医生布拉福德合作开设诊所，为在中国将进入近代之时一间西医院——新豆栏医局的开办提供了经验。

在鸦片战争前夕，欧美国家教会来华的传教士已经逐渐增加。他们深知以医药辅助对中国传教的作用，"当西洋大炮无能为力的时候，他以一把手术刀打开了中国的大门"。这里的"他"，是指美国传教士医师伯驾。他于1834年来华，在澳门、广州等地开诊所行医，并且紧抓每一个机会介绍西方的科学和宗教，以扩大西方对中国的影响。伯驾因在这方面所取得的成果而受到美国及其他西方国家教会、医学界和政界的赞赏。

早在鸦片战争以前，西医已开始传入中国。1830年，美国公理会国外差会派遣的传教士裨治文（E. C. Bridgman，1801—1861年）抵达广州。1834年10月，传教医师伯驾到广州，随即前往新加坡用8个月的时间学习汉语。1835年（清道光十五年）8月，伯驾返回广州。

伯驾于1835年11月4日在广州十三行的丰泰行租屋，建立一间专科性质的"眼科医局"，医局设在新豆栏街，故又称新豆栏医局，是近代中国一所最先产生了重大影响的西医院。伯驾创办的这所教会医院得到广东巨商伍秉鉴的捐助，答应他以每年500元的低价，将自己的丰泰行租给伯驾。1年后连500元的租金也免收了。它迥异于澳门贫民医院那样的传统西医院。近代西医是近代西方国家的医学体系，亦即现代医学，起源于近代时期的西方国家，是全新的医学体系。

画面：清代十三行画像……

医院坐落在面向奔涌珠江的一片商馆之中，透过一方开阔空地朝向宽阔江面，迎纳江风，俯瞰江面上往来与停泊的船只。医院门口开于新豆栏街。经过平时人流拥挤的大街，走进医院门就来到一个铺着石地面的大厅，两侧各有几个通向内部的门。医院楼共三层。每层最多只有三四个房间。首层为地窖。第二层为候诊室、诊室及药房。有两个较小的房间跟这个大房间相通。其中一间用作诊察室，是给病人做检查用的；另一间则布置成药房，配制和管理所需的各种药物。候诊室内布置着不错的家具，四周墙上挂着不少的油画和水彩画，画中的是人像，展示出他们手术前和手术后的外貌，可以宣传医院的医疗水平。第三层为手术室以及可容 2 ～ 3 人的留医室，设有留院病人的病床。后来由于病人增多，伯驾于次年春获当时广州巨贾怡和行行商伍秉鉴的捐助，租丰泰行 7 号 1 座 3 层楼房用作扩充业务院舍。医院最初坐落在广州城外西南方的外商社区中，规模不小，设有接待室、诊断室、配药室、手术室、观察室等，候诊室可以容纳200 多人，病房可以容纳 40 多人，规模超过了 1828 年郭雷枢在广州开办的诊所，初步具有一间近代综合医院的基本要素，大量医治各科疾病，实际上已完全超越专科医院工作范围，成为中国近代最早出现的综合医院。

1835 年 11 月 4 日，眼科医局开业。伯驾的诊所开诊后，开始并不顺利。由于这是中国人第一次接触西方医术，一般市民都不敢前来求医。开诊最初期病人很少，诊所开业的第一天竟然没有 1 个病人，第二天也只有 1 个患青光眼的妇女来就诊。但由于施医者的医术高明，免费为贫穷患者治病，求医者日益增加。

画面：伯驾等为眼病患者看病的油画……

开院后不过 17 天，病历表就增加到 240 多张，6 个星期内有 450 人就医，其中包括几位衙门的官员。

医院采用近代医院的科学管理方式并结合当地实际情况，制定并实施了一套行之有效的管理制度。为了使日渐增多的病人能够循序就医、提高效率，医院门房那里备有一些用中英文标明号数的竹牌。伯驾在病人进门后，先派发这些竹片制成的长方形号牌，然后病人就按照号牌上号码，上到二楼的房间，循序进入诊疗室，病人在那里按照先来后到的次序看病。每位初诊病人的姓名、病症、编号（从医院开办起计算）、就诊时间等，都记录在案。每个病人都发有一张记录着这些资料的卡片，由病人保存，直到不再来医院看病为止。持有这种卡片的人可以随时在门房取得一枚竹牌。药方写在一张纸条上，按编号入档；病人下一次来看病的时候，出示他的卡片，就可以找到记录，医生查看上一次诊治的情况，并增添上新的治疗意见。伯驾用这样的方法，每天给约 200 个病人开出处方。

眼科医局除平常治疗眼疾和各种病症外，特定每逢周四为割症日期。据载，在眼科医局设立的第一年里，便收治病人 2152 人次，其中施行了中国第一次割除乳癌手术；1 年中诊治的眼病有 47 类，其他病例有 23 类，女性癌症病不治者有 5 例。慕名前来访问参观者有 6000 ～ 7000 人次。到鸦片战争爆发时，经伯驾诊治的病人已有近万人次，而且都免费。眼科医局患者的登记内容包括病案的编号、姓名、性别、年龄、籍贯、处方用药、治疗效果、手术种类、手术时间的长短，连取出的肿瘤或结石的大小等都有着详细记录。例如，1838 年，林则徐在广州主持禁烟时间接地接受过伯驾的诊治，医院有为林则徐立下的病历。

眼科医局有两大特色，首先是以眼科著名；其次它是当时基督教徒们的宣教所，第一位中国籍的牧师梁发就是眼科医局的应聘传教士。

在近代西方医学传入中国之初，在中国沿海，不时有外国人贩运鸦片、武力劫掠、以舰炮轰击中国海域陆地的事发生，引起中国绅民仇视愤恨，因此，不少中国人也就难以相信同期由外国传教士在中国开办育婴室、医院、学堂等善事是出自好意。而基督教的各种礼仪及习俗，都是中国人闻所未闻之事，所以一般人视之为邪术，有的国人出于敌视的原因而散布种种无稽且耸人听闻的流言。

西洋外科更为中国人所未闻，国人基于传统"身体发肤，受之父母，不敢毁伤"的观念，难以接受西方开刀的治疗方法。做尸体解剖以明死因，更是传统中国医学所无。因此，外科与尸体解剖常因中外观念的不同，引起很大的冲突。福建船政教练克碑在其呈法国外务部之文中，就写下这么一段文字："教门施医，率用刀圭，但中国无此医法，易启猜疑；以后如遇必须用刀之症，须令病人自愿立据，戚属作证，倘有不虞，便无干涉。至检验病人死尸，大属骇人听闻，应永禁不用。"在这排外、疑外的社会气氛中，伯驾以其高明医术，赢得了许多病人的信任。他们不敢白天到西洋人的医院，大多数趁着黄昏或晚上人稀之时到达伯驾的医院，看完病后深夜提着灯笼回家。伯驾以其努力突破中国人对西医不了解与憎恶外国侵略造成的障碍，以西医医术为中国人行医施治。

1840 年（鸦片战争期间），眼科医局停业关闭。1842 年，伯驾再度来到广州。11 月，眼科医局恢复运营，成为综合性医院，业务范围已不限于眼科。此后，教会医院都设置专职或兼职神甫或牧师，进行宣讲教义的活动。他们每天向病人传教，分送圣书，要求"所有能够走动的病人，连同他们的朋友和仆子，都要去参加晨祷会……这样做的目的是便于传播基督教教义，赢得那些来医院要求解除肉身痛苦的人的好感。传道人说好话和医生行好事是互相配合的"。他们认为："再也没有比医药传教会所采用的手段和目的更为聪明的了。"

但是，传教士借行医传教的效果却并不佳。即使到鸦片战争之后，传教已公开化，伯驾虽然利用一切可能的场合、机会和手段向患者施加基督教的影响，但在众多就医者中，对基督教感兴趣者仍十分稀少。

尽管如此，医局还是坚持开办下来，并且规模越办越大。1844 年，伯驾施行中国第一例膀胱结石截除手术。在当时这类疾病极为常见的情况下，这一次手术的成功具有重大的开创意义。1847 年，伯驾首次在中国应用乙醚麻醉施行了外科手术，他还详细记录运用麻醉施行手术的过程，麻醉的使用更使他在短短几个月内赢得了巨大声誉。1848 年，伯驾在医局进行中国第一次试用氯仿麻醉法。以上 2 种麻醉法是分别在美国、英国等国发明后的第二年在中国的首例试用。1850 年，伯驾又开始病理尸体解剖。

1855 年，伯驾担任美国驻华外交官，医局由美国传教士医生嘉约翰接办。

1856 年，因第二次鸦片战争爆发，十三行发生大火灾，医局遭焚毁而停办。博济医局开业后，有所改良和进步。1861 年，米勒（Miller）医师为肿瘤患者拍摄了第一张医学照片，这也是中国第一张黑白照片。

博济医局于 1859 年成立，亦称博济医院。由于医院的业务发展迅速，使原有病房的容量已经不能满足渐渐增多的病人。后经中外慈善事业家踊跃捐赠，在谷埠购得 1 块地皮，作为扩大医院规模的新址。新址自 1863 年开始基建，到 1866 年完成，10 月开诊收治病人。博济医局正式定名为博济医院（The Canton Hospital）。嘉约翰特邀广州名医关韬出任该院的院长助理，主持院务。新院舍可容留医者 130 余人，并于同年（1866 年）开设妇女部，是为广州专设妇产科之始。在 19 世纪中上叶的中国，受中国传统礼制的制约，收治住院的女病人有相当大的困难，因为妇女进入外国人的商馆被认为是违法的；但还是有解决的方法，那些有病需要住院治疗的女人，都由对她们负责的亲属照料。妻子有丈夫照料，母亲有儿子照料，女儿有兄弟照料。富裕一点的病人，有两三个或三四个人服侍，自己准备饮食；那些没有能力支付费用的病人则可以免费住院。开始时，医院每天都接收病人住院，后来需要住院的病人太多，只好在每周指定的日子收治。

1875 年，博济医院以氯仿麻醉施行中国首例剖宫切除卵巢囊肿术；1892 年，该院美籍医生关约翰（John M. Swan）施行的剖宫产术是中国的首例，在中国近代医学科学发展史上具有重要意义。当年 8 月的《申报》所属《点石斋画报》以"剖腹出儿"为题进行图文报道配文："西医治病颇著神术，近数年来，华人见其应手奏效，亦多信之。粤垣筑横沙某蛋妇，身怀六甲。至临盆时，腹震动而胎不能下。阅一昼夜，稳婆无能为计，气息奄奄，濒于危矣。或告其夫曰：是宜求西医治之。其夫遂驾舟载妇至博济医院，适女医富氏因事他出。男医关君见其危在旦夕，恻然动念，为之诊视，谓儿已抵产门，只因交骨不开，故碍而不下，若剖腹出之，幸则尤可望生，不幸而死，亦自安于命而已。其夫遂侥幸万一计，听其剖视。医士乃施以蒙药，举刀剖腹，穿其肠，出其儿，则女也，呱呱而啼，居然生也。随缝其肠，理而纳之腹中，复缝其腹，敷以药，怃之安卧。数日寻愈，妇乃将儿哺乳以归。如关君者，真神乎其技矣。"

博济医院建成于鸦片战争前，比在 1838 年短暂建于澳门的美国医院建院更早，同一时期中国各地再也没有其他的近代化西医院，鸦片战争前澳门的贫民医院还是以收容为主的传统西医院，贫民医院又于 1840 年进行翻修扩建，工程到 1842 年完成。当时的澳门军人医院因年久失修而面临崩塌，要临时迁入修道院。当时的贫民医院和澳门军人医院都不对中国人开放。博济医院在中国最先采用近代先进医疗技术，它是中国近代最早出现的近代化医院，是中国近代西医的发端处。在鸦片战争后近代西方医学由中国各开放口岸全面传入内地的初年，博济医院的医疗水平依然是当时国内各西医机构中最高的。然而，总的来说，博济医院的发展还是缓慢的。例如，博济医院于 1896 年建立手术室，到 20 世纪初才制定手术室工作常规，于 1903 年才购置可靠的消毒器。按当时欧美发达国家先进医院的标准衡量，医院的设备也比较简陋。

医院初建后，医生不向病人收取任何费用，病人有礼物送给医生，也会由医生立即转赠给医院。伯驾医生会表示感激地接受捐款，以维持医院的运营。随着医院规模的扩大，医疗水平提高，业务量剧增，医院运营经费紧绌情况日益严重。改变医院收支模式的问题摆到医院管理者的面前。

西方教会在华的医疗事业在进入 20 世纪后获得空前迅速的发展，医疗机构成倍增加，规模扩大，并明显地由纯慈善性质转向营利性质或部分收费部分免费性质。向病人收取费用的问题渐渐引起了各方注意。教会医学杂志发表了各方教会医生的讨论，分歧者各执己见。少数医生反对收费，理由是他们的病人大多是生活贫困的平民，而且现在仍应遵循早期传教先行者开创的慈善治疗的原则。主张收费者也有他们的理由，首先免费治疗不能吸引有钱人和有势力的人；其次，即使免费药物也未必能完全得到病人的信任。后者获得更多的赞同。此后，教会所办医院收费已成趋势，但对穷人仍如以往一样免费诊病，而且医院收取的费用普遍较低，所得收入纳入机构的日常开支。

维持博济医院运行的经费来源，除了医院的收入，主要来自中外人士的捐助。值得注意的是，有时中国人的捐款还超过外国人。例如，1884年，中国人捐款 925 元，外国人捐款才 800 元；到 1894 年，医院大部分经费都来自中国人，孙中山也曾捐款给这所医院。

医院为了应对医护人员紧缺的需要，开始培养本地人为医护人员。这是在中国近代开展医学教育的发端，并取得一定的成效。"医院里聘用了两三个本地医生，其中一个担任药剂师之职。所有药品全归他管理……这个年轻人，看上去很聪明，能够成为一个很好的助手；他对于做什么手术时要用到什么器具等等，了如指掌。"中国近代第一个本土培养的西医生——关韬就是这所医院培养的。

三、合信

英国传教士医师合信（Benjamin Hobson，1816—1873 年）于 1816 年生在英国北安普敦郡的威弗德。合信曾是伦敦大学医学专业的学生，他在获得该校的学士学位后，还通过了伦敦皇家外科医师学会的考试。

画面：19 世纪的英国城市、乡村……合信画像……

合信获准加入伦敦会后，受英伦布道团派遣，作为医学传教士被派往中国，到广东行医传教。1839 年 7 月 28 日，合信和新婚妻子简·阿比（Jane Abbey）一起乘坐"伊来扎·斯图尔特号"起程；11 月 12 日途经安吉尔；12 月 18 日，到达澳门。不久，他被医务传道会接纳。

他先在澳门协助雒魏林工作，后主持澳门的美国医院。1840 年，合信在澳门医院收授了亚忠和亚宾 2 位生徒，授予医术和神学，在医院助理医务。1841 年 7 月至 1842 年 10 月，他的门诊病人达 5265 人次，住院病人达 433 人次。

1843 年上半年，合信前往香港管理医务传道会并在那里开办了医院。该医院从 6 月 1 日开始接待病人。

1845 年，合信夫人的身体非常衰弱，于是合信陪夫人一起离开香港，返回欧洲。12 月 22 日，当船停泊在邓杰内斯，家乡在望时，合信夫人去世，留下丈夫及一子一女。在英国期间，合信同马礼逊博士的女儿结婚。

1847 年 3 月 11 日，他们夫妇二人同赫希伯尔格（Hirschberg）一同乘坐"休·沃克号"（Hugh walker）前往中国。7 月 27 日，他们到达香港后，合信继续负责医院事务。10 月，他和吉里斯皮去了一次广州。

1848 年 2 月，合信到广州定居并在那里开展工作。4 月，他开办了一家诊所。6 月，他在广州西郊金利埠购房，用来开办教会医院惠爱医馆，建成完备的医院。仅在 1850 年，他就诊治了 25497 人次，其中的许多病人是吸鸦片者，合信帮助他们戒烟。合信为人谦逊诚恳，待人和蔼可亲，而且医术高明，治病"无不应手奏效"，因而赢得当地人的信赖，使惠爱医馆熙来攘往，"合信氏之名遂遍粤东人士之口"。合信创建的惠爱医馆声名远播。

画面：广州六二三路（清代称：金利埠）……

1851 年，合信在广东南海人陈修堂协助下，于广州编译出版了《全体新论》（又名《解剖学和生理学大纲》），这是介绍到中国的一本比较系统的西方医学教科书，也是一部解剖学概要。合信认为中医"不明脏腑血脉之奥"，对解剖学茫然无知，这是中医的最大缺陷之一，因此，他首先译介解剖学知识。此书先论骨骼，次述韧带、肌肉，再及大脑、神经系统和五官，然后论脏腑，对血液循环进行重点介绍，最后论及泌尿器官等。全书简明扼要、图文并茂。西医解剖学虽早在明末清初就已经有耶稣会士翻译介绍，但译本流传极少，知者不多。《全体新论》刊行后，"远近翕然称之，购者不惮重价"。很快又出现多种翻刻本。

画面：《全体新论》的照片……

合信先在广州，后到上海与管茂才合作，翻译出版了《博物新编》（1855 年刊行）、《西医略论》（1857 年刊行）、《妇婴新说》（1858 年刊行）、《内科新说》（1858 年刊行）、《医学新语》（1858 年刊行）。这 5 本书被集成一函，题名《西医五种》，其中有 4 种是医书，这些译作不但在中国医学史上，而且在中国近代科技史上产生重大影响。它与《全体新论》合组成一套比较完整的西医教科书，在中国早期西医传播中起了重大作用。清道光至咸丰年间，合信与嘉约翰先后在广州有系统地编著、翻译出版介绍了西医药各科的专门著作 20 多种，这是中国近代最早出现的西医著作，对广州西医知识的普及产生一定的影响，也为西方医学科学在近代中国传播做出贡献。

1856 年，第二次鸦片战争爆发。当年 10 月广州爆发战事。合信被迫离开当地，举家暂时避居香港。惠爱医院停业。1858 年，医院由黄宽接办复业。

画面：19 世纪上海的照片……

应上海的传教士之请，合信于 1857 年 2 月来到上海。该年年底，他接手了仁济医院的工作。在此期间，他从事译述、合译的有《西医略论》《妇婴新说》和《内科新说》。

画面：合信的译著……

《西医略论》（1857 年）详于外症，略于内症，共 3 卷，上卷总论病症，中卷分论各部病症，下卷专论方药。此书也配有详明的图解，极便实用。

《妇婴新说》（1857 年）介绍西医妇产科和儿科的理论与方法。

《内科新说》（1858 年）以脏腑为纲，备论头痛、癫狂、心肺病、胃病、肝胆病症、肾病、小肠病腹痛、泻泄、大便秘结等病症。书分两卷，上卷论病症，下卷载方剂药品。合信编译西医书，是采用由他口译，由中国人笔述的方法进行。他们对待译述十分认真，对于身体、病症、方剂、药名等名目，大都用中医名称。合信说："余著书之意，欲使泰西医学流传中土，故于字句同异、药剂轻重斟酌详审，不肯苟且误人。"他在临床上还使用部分中药，虽然很有限，却反映他对中医有一定的理解和采纳，而不是完全摒弃。这些医书是近代介绍西医最早而且系统的著作，对西医在中国的传播起了重大作用。

1858 年底，合信因健康原因离开上海。

1859 年初，合信将长子留在当地洋行后，同其他家人一起乘邮轮经由香港返回英国，于 3 月抵达目的地。回英国后，合信的健康状况令他无法再到中国来，他曾在克利夫顿住了一段时间，在切尔滕纳姆生活了下来，于 1873 年在伦敦去世。

至 1859 年回国为止，合信在华 20 年，为中国早期西医传播，推广西方医学科学，传播西方科学文化，做出了重要贡献。

参考文献

[1] 陈小卡. 西方医学传入中国史［M］. 广州：中山大学出版社，2020：92 - 144，611 - 615.

[2] 陈小卡. 一个传教士、医生、外交家：伯驾的在华历程［J］. 粤海风，2007（2）.

［3］何小莲. 西医东渐与文化调适［M］. 上海：上海古籍出版社，2006：80.

［4］嘉惠霖，琼斯. 博济医院百年［M］. 沈正邦，译. 广州：广东人民出版社，2009：31-105.

［5］熊月之. 西学东渐与晚清社会［M］. 上海：上海人民出版社，1994：151.

第六集　中国第一所西医校的创建与西医 在华大规模传播

画面：珠江口外海面……虎门……滚滚珠江……

一、嘉约翰

画面：嘉约翰在中国不同时期的照片……

嘉约翰（John Glasgow Kerr，1824—1901 年），1824 年 11 月 30 日出生于美国俄亥俄州邓肯维尔，16 岁考入大学，23 岁毕业于费城杰弗逊医学院，做了 7 年医生，并加入教会。

1854 年 5 月 15 日，嘉约翰带着新婚妻子抵达广州。他的妻子金斯伯，因半年的船上颠簸，加上不适应广州的炎热气候，1 年后因病去世。新婚妻子亡故，又初到一个完全陌生的国度，这使嘉约翰非常哀伤。然而，个人的不幸和所遇的困难，都没让嘉约翰暂且搁下自己的使命。他料理完妻子的后事，又投入行医传教的事业中去。

1855 年，伯驾回美国休养，当年 5 月 5 日嘉约翰受聘接替伯驾，接掌眼科医局。嘉约翰在这所医院里任院长达 44 年（1855—1899 年）。他在广州 1 年左右的行医传教，对中国的医疗状况有了初步了解，认为中国"病人多数来自贫困阶层，但也有相当数量的上层人士来寻求西医的帮助。我们的医治使许多人解除了痛苦，延长了生命"。中国贫困阶层的恶劣卫生状况，使充满救世情怀的嘉约翰更增添在中国行医传教的激情。

嘉约翰正准备为实现自己的理想开展医疗工作之时，第二次鸦片战争于1856年爆发，医局在战争中被焚毁，夷为平地。在中国与西方列强激烈对抗的时局，身为西方人士的嘉约翰连在中国立足都难，更别说行医了。妻子去世后，生活无人照顾，加上行医传教生活非常忙碌，嘉约翰身体每况愈下，只能于次年返美，入费城杰斐逊医学院进修。在此期间，他未放下在中国从事的事业，在紧张的学习之余四处为重建眼科医局筹款，购置了一批医疗器械。

　　画面：广州海珠广场（清代增沙附近）······沿江路······回龙路······

　　1858年底，第二次鸦片战争的硝烟尚未散尽，嘉约翰又携第二任夫人再临羊城，再续他在中国近半世纪的行医授业传教生涯。他重返广州后，面对被焚毁的医院，这位在当时西方一流的医科院校培养出来，习惯在充足物资设备条件下工作的医生，没有坐等条件完备就迅速开始医疗救治业务。他在南郊增沙街租下一间店铺，因陋就简地加以改造和装修，粉刷一新，改为医院用房，医院开始运营，此即为博济医院的雏形。1859年1月中旬，重建的医院正式开业，名为博济医局。他用在美国募集的经费购置了一批医疗器械。医院重开之初，正值鸦片战争战火方熄，中国刚刚经历一场与西方列强的战争较量，当地从官方到民间对嘉约翰办医院并不欢迎。他当时办医院的客观条件很差。医院能生存下来，首先是靠嘉约翰所具有的传教士执着的宗教传道救世精神。其次，许多穷人由于没钱治病，或是由于病急不得治的人壮着胆子来试诊，治好了病，名声也传播开来，连富贵人家也上门求医。医院由艰难维持到发展扩大。当年的门诊量为26030人次，80张病床共收治住院病人430人。

　　嘉约翰很早就认识到培养中国医生的重要性，开始招收学徒在医院习医。到1866年，嘉约翰建立一所当时中国唯一的西医学校。

　　嘉约翰在医务工作上成绩颇为突出。他的医务工作格外繁重，除此之外，嘉约翰还要设计和筹划医院将来的发展等。他在博济医院先后服务了近半个世纪，在他主持博济医院期间，门诊病人达74万人次，曾为49000

多例患者做过外科手术。他在华工作的 48 年中，诊治数十万人。

1898 年，嘉约翰于广州创建了中国第一家精神病专科医院。

清光绪二十五年（1899 年），博济医院院长嘉约翰退休，由该院美籍医生关约翰（John M. Swan）接任院长。

1901 年 8 月 10 日，嘉约翰在中国从事和传播西医学近半个世纪后，因患痢疾在广州去世，葬于当地。

二、博济医院的扩建

19 世纪中叶的中国，随着鸦片战争的烽烟而起，以传教行医为先行的西方文化接踵而至，展现初入中国的西方文化的另一面。传教士医师嘉约翰，乘此文化风潮，来中国传播基督教和西方医学。

嘉约翰来华，与一家医院结下一生之缘，就是创办于 1835 年的眼科医局（后命名为博济医院）。嘉约翰迅速开展医院的各项业务，对当地众多的患者实施治疗。

随着嘉约翰治愈病人之众，当地人见识了他的精湛医技，感动于他不计报酬尽心医治病人的医风。经过现代科学重铸的源于古希腊的西方医学展现其长，使他医名大振，甚至到了有点神化的地步。当地人改变对西医多少有点疑惧的心态，加上博济医院早期免费收治病人的方式，博济医院后期虽适量收取求诊者的费用以维持医院运行，但对贫困者仍免收诊治费用，求治的病人渐渐增多，后来病人更如潮涌至。权贵富豪有病，往往通过关系找嘉约翰求诊；一般老百姓，就只有在医院前连夜排着长队候诊。嘉约翰强忍着劳累坚持诊治尽可能多的患者，不放弃在广州各阶层中行医，医治了大量病人，接诊遍及全粤。医院业务发展迅速，使得病房不足，扩大医院规模势在必行。嘉约翰又于 1863 年在广州谷埠找到一块地皮，始建新博济医院，到 1866 年完工，于 10 月开诊收治病人。之前时有迁建的博济医院从此设定于此，一直发展至今。

画面：广州仁济路口（清代称：谷埠）……珠江边停泊的疍家小艇、"紫洞花艇"……

新建的医院侧临宽阔奔流珠江。江面上，行驶着中式帆船与鸣笛升烟的西式蒸汽机轮船，停泊成排的疍家小艇及一些风月之舟"紫洞花艇"。医院周遭涌溪交错，民居商铺临涌傍溪而建，还夹杂洋行及教堂的楼宇。医院的大门位于现广州市仁济路，为一座门楼，两根石柱，由于真光女子书院地点与博济医院隔一条窄巷。在巷口，左石柱上书繁体汉字楷书"真光書院"，右石柱上书繁体汉字楷书"博濟醫院"，石楣上横写英文"CANTON HOSPITAL"。博济医院的规模迅速扩大，成为一家多功能医院，医疗的设备设施更加完善。然而，医院仍难满足病人住院的需求，附近的民房和礼拜堂也被当作临时住院处。

画面：博济医院门楼……博济医院石碑照片……博济医院旧照……（摇镜头）医院的工作照片、器械、实物……

由于嘉约翰竭尽全力的推动，博济医院的扩展得到各方的赞助。首先博济医院得到美国传教士创办的医务传道会的支持赞助，该会在美国募捐，并以可观资金赞助博济医院。英国教会及英商也为博济医院捐款，随着医院的治疗效果日益显著，中国的官僚包括两广总督在内也纷纷解囊，这在中国官场少见，中国民间更不乏赞助。这使博济医院不断扩展，成为颇具规模的西医院，也成为中国历史最久远、影响最大的西医院之一，对西医在近代中国的传播和发展起了极大的促进作用。该院是中国近代第一所综合性多功能的医院，除擅长眼科和外科，还精通内科、妇科、儿科、产科等。在嘉约翰的努力下，他管理的博济医院，创下中国医学界的多个第一。1892 年，博济医院报道了在医院施行的我国第一例剖宫产的案例。

博济医院从 1835 年创业开始发展，后又经嘉约翰的艰苦经营，博济医院迅猛发展。1860 年又以 1300 元改建了医院，有 7 间病房，60 张病床，男女病人分开两处，医院门诊部每周开诊一次。同时，他又到佛山与肇庆两地开设诊所和门诊部，开展医疗工作。到 1874 年，医院床位增加到 120 张，医治的病人来自各个阶层。1875 年，接受了 1000 个住院病人，门诊病人数达到 18000 人。至 1891 年，该院开院 36 年，医治 52 万人，出版了 27 部关于医疗和手术方面的书籍，培养了 100 名助手。1835—1935 年的 100 年间，该院治疗病人 200 多万人，施行外科手术 20 多万例。

该院内外科医疗水平俱优，早期尤其以外科手术闻名。博济医院因为嘉约翰医术精良，声名鹊起。嘉约翰是一名医技卓越的医生，对外科和内科都很精通，"历医各症如砂淋、肉瘤、眼疾、蛊胀等类"，人皆"称其神技，众口交推"，尤其擅长治疗结石病，在华数十年，他亲自治愈 1300 余例。在嘉约翰的主持下，至 1874 年医院共做过 368 例结石手术，其中有 301 例膀胱结石手术，有 67 例采用碎石术。1880 年，嘉约翰成功施行卵巢截除手术，对肿瘤切除术做了很大改进。他还研究了梅毒和吸食鸦片成瘾的发病率，帮助吸食鸦片者戒毒。

嘉约翰行医、办医院获得巨大成功，使他的医技及医院名声在当地从官方到平民百姓中广为流传，并神秘化起来。他在中国引进西方医疗技术及近代医院管理模式的开创性试验成功，被中国的西医界公推为西医界首席权威与代表，推举他担任各类医疗机构、职业团体、医疗卫生活动的负责人。虽然他本人宁愿默默从事医务事业，救治病患者，但当时在中国西医界举足轻重并在中国人中享有威望，能协调中国西医界事业的人，非嘉约翰莫属。嘉约翰于 1865 年接管广州金利埠医院。1887 年，他被选为中华教会医学会第一任主席。

博济医院为中国医界树立一个完全殊异于中国传统医学的近代医学样板，先行创立了整套适合当时中国实际的近代医院科学管理的规章规范与管理方法，摸索出一套适合中国国情的近代医院管理经验，展示以科学为基础卓有成效的近代西医模式，展现崭新的医疗管理方式与医疗服务方式。一间间新型的西医医院在中国大地拔地而起。

博济医院在 1859 年 5 月重新开业后的数十年间，有不断的改进和发展。这所广州近代最早的西医院在中国产生很大影响，成为当时中国教会医院的范本。

由于近代西方医学是较早引进近代中国的西方科学技术，西医在当时人们眼中近乎神奇的效用，引发中国人对当时先进的西方科学文化的认识，一时间从朝廷赴粤大员、官吏兵卒、名绅巨贾、士大夫知识分子，到平民百姓、乞丐妓女都有到医院求治的，博济医院则放开怀抱迎纳一切求治的人。这对广东乃至中国认识当时先进的西方科学文化，所起的作用无疑是巨大的。博济医院把先进的医疗设备设施、医疗技术、科学管理方法、思想理念，展示给中国人。

画面：博济医院仁济街前门……1918 年博济医院中外职工合照……

三、现代公共卫生事业与防疫方式的推行

嘉约翰在中国行医后看到当时当地大肆传播各种传染病与流行病，认为以中国传统的方法控制是有欠缺的。于是他在中国传播西方医学技术的过程中，特别注重以西方医学科学手段开展对多发性、流行性、传染性疾病的防治工作。例如，19 世纪中叶，嘉约翰在我国开展种牛痘的大规模防疫工作。当时，虽然种牛痘术早已在 19 世纪初叶传入中国，并有一定程度的推广，但这一种牛痘术仍存在种种问题。为了推行接种牛痘，嘉约翰从香港或英国购进新痘苗。为保证接种效果，他对每个接种者收取少量押金，待 8 天后，接种牛痘者回来复查确实有效时，再退还押金。这样，种牛痘术在广州一带被普遍接受，在广东全省普遍开展施行。

他还积极传播防治鸦片毒瘾、梅毒、精神病等对公共卫生有重大影响疾病的技术，深入探索在中国开展流行病与传染病的防治。他本人深入到

本地人都避忌畏惧的麻风、梅毒等恶性传染病患者，以及那些治疗鸦片毒瘾的患者中去，诊疗施治。并且，尽管力有所限，他还是进行建立防治传染病与流行病机制的探索。

博济医院是最早把近代西方医学科学中的公共卫生的学术理论和实际方法引入广州并在当地实施的机构，它奠定了广东近现代公共卫生事业发展的基础，推动了广东近现代公共卫生及其防疫事业的发展，进而推动了中国近现代公共卫生及防疫事业的发展。

1859 年，嘉约翰即于博济医院内开设痘科，为周边儿童种痘，1860 年接种 700 人，1863 年接种 1494 人。当时，博济医院还是为华南各地供应痘苗的机构。嘉约翰还在医院所在城内散发如何在温暖气候下保存痘痂的小册子。由于博济医院在种痘方面成绩斐然，许多当地痘师来医院寻求鲜活痘苗并在医院接受培训。种痘是预防天花的最有效办法，嘉约翰因而希望政府予以重视，他呼吁"国家设立医痘局，兼种洋痘，每年按期施赠，大乡大埠人烟稠集之处，多设分局，以拯济斯民"。

1894 年和 1896 年，广州两次发生鼠疫大流行。1894 年，因疫症死亡的人众多。博济医院担负起科学抗疫重任，雇一条大船停泊在珠江河上，先后收容鼠疫病人 24 名，10 名病人痊愈。医院有一名工人殉职。博济医院在医院所在地出现疫情时，走在抗疫的最前线，为当时先进的西式公共服务方式在当地推广发挥了重要作用。这是广州防疫也是中国内地防疫中较早采用的近代防疫方式方法，取得了防疫成效，具有向近代中国人展示近代防疫方式效能的示范意义。由于博济医院有较大的收治能力，据粤海关报告称当时广州博济医院的规模每年可接纳住院病人约 2000 人次，所以能在防疫中发挥重要作用。

民国时期，博济医院与政府和社会组织广泛合作，举办学校卫生、妇幼保健、传染病防治和流行病调查等活动，主动服务社会人群。特别是在20 世纪 30 年代，将公共卫生活动扩展到广州周边农村地区，促进乡村与城市医疗卫生服务的对接，改善了当地的公共卫生状况。博济医院积极拓展广州乡村卫生的工作，并在岭南大学医学院建立后，其乡村卫生工作有更大发展。

博济医院在所办西医校内开展公共卫生教育，再通过学生去教育民众，影响社会。1883 年，嘉约翰编写了《卫生要旨》一书作为博济医校的教材，该书着重介绍日常起居卫生、种痘、防疫等内容，并强调国家卫生行政的重要性，以引起当地政府的注意。1902 年，博济医院筹备建立南华医学堂，在讨论课程设置时，医院董事决议必须教授"治疗、卫生、看护等科"。医学校开办后，于 1909 年开设公共卫生课程，这是现有资料所见中国学校里最早开设的公共卫生课程。

学校卫生保健是博济医院注重开展的一项工作，早期主要在 3 所小学和岭南大学、真光女中及协和女子师范等教会学校内开展，后来拓展到岭南大学周边的乡村学校，包含体格检查、门诊治疗、预防接种、卫生教育、环境卫生等项目。起初是开展消灭沙眼的工作。1922 年，博济医院对 3 所小学的学生进行沙眼检查，发现约 5% 的人感染沙眼。医院采用当时美国公共卫生署麦克穆伦（McMullen）医生的最新方法——外翻眼睑进行刷除，患者经该法治疗可痊愈，此法后来还推广至江门、石岐等地。后来博济医院得到中华卫生教育会及广州医学会的支持，在 1923 年对多所小学共 1200 名学生进行全面体格检查，派遣一支由 4～5 名医生和 2 名护士组成的医疗队前往各校。1935 年，岭南分院为周边乡村学校的学生进行体检，共检查学生 630 人。近代公共卫生服务的推广，有利于近代公共卫生事业与防疫服务的开展。

博济医院对营养不良的学生，先检查其粪便，看其是否患有各种寄生虫病，结果发现 98% 的学生患有虫病，其中尤其以蛔虫、钩虫多见，然后给这些学生服用杀虫药。若经相当时间能改善者，即加入医院在学校开设的营养班，每天按时服"比目鱼油"。博济医院在每校均举办门诊，学生患病可到门诊治疗，如有重病者即送入医院医治。医院每年为学生接种牛痘，注射伤寒疫苗、白喉毒素抗毒素混合液等，以防疫症发生。医生常在校内作卫生演讲、进行卫生谈话、教授急救法和绘画卫生图片等。卫生护士偕同各校教员每星期视察校内环境1次，包括学生宿舍、厨房、厕所、运动场等，检查其是否清洁、空气是否流通和光线是否充足。博济医院还派遣医生每周在博济医院的护士学校、夏葛医学院和公医学校为学生讲授卫生课程。

博济医院创办的近代社会福利事业在当地产生巨大社会效应，于是广州"则有善堂之继起，其受本院之影响也明矣"，当地不少商人、绅士及社会名流受其影响，纷纷募捐集资，兴办善堂、善院和善社。1854年，建成广州最早的善社润身社。1871年，建成广州最早的善堂爱育善堂。博济医院创办的社会福利事业对中国城市近代慈善事业有示范性影响。

由博济医院发端，中国参照西方国家的公共卫生及防疫管理的经验、方法和模式，开始公共卫生防疫工作。

四、在中国传播西方医学科学

行医、授教、从事各种卫生防治工作，已经使嘉约翰忙得够呛了，然而他没忘掉要在中国传播西方医学科学、造福当地的理想。他以令人难以想象的精力投入到把西方医学科学传入当地的事业中去。

由嘉约翰口译、林湘东笔录的《内科阐微》，是近代中国医学史上论述西医内科学的重要文献之一。此书纠正了当时许多国人认为西医只精通外科而内科稍逊的不正确认识。在西方医学来到中国以后，国人对西医治疗外科已经基本接受，但在西医治疗内科上仍然心存疑虑。嘉约翰在自序中，对译书的缘起做了说明，"医之为道，死生寄焉，岂易言哉。……非平时有实学，将临症无定见。此西医之于内科，所为（谓）无理不穷，无发不备，而较诸外科尤为精细也。予有志于此，因即西国名医无微弗阐者，译为是书，期与内科诸君子相砥砺云尔"。《教会新报》的编辑者林乐知亦认为在书中"嘉医士将内症根由逐一著明，无微不至，种种益处，遍传于世"。可见，嘉约翰翻译《内科阐微》是为当时的中国医学界提供更多的西医内科学知识，提高中国的医疗卫生水平。《奇症略述》是嘉约翰从历年博济医院的年度报告中选辑，书中所述各症均系医院中的实际病例，仅1879年就医治了割砂淋、炙大腿、针子宫瘤、割痔疮等57种病症700余例。

画面：博济医院出版的各种教材（特写）……

嘉约翰的医学著述中，除了自撰的著述外，更多翻译西洋医学原著，他翻译了34部西医西药书籍。他直接或参与编译多种西医著述，包括医学基础学科和临床医学的各个方面，涉及面很广，主要包括医学总论、药物学、内科、外科、皮肤科、眼科等所有医科科目，其中有《化学初阶》《体用十章》《西药略释》，英中注解《裹扎新法》《救溺要义》《皮肤病手册》《症候学》《花柳指迷》《救护要义》《眼科摘要》《割症全书》《炎症略论》《发热论说》《卫生要旨》《内科阐微》等。这些书籍开拓了中国医学界系统了解西方医学之路，在中国全面系统地奠定西医学科的基础。

嘉约翰的系列医学译著，多数是在广州出版发行后，将译著的相关情况告知在上海出版的《教务杂志》，然后由《教务杂志》刊发相关的信息，通过这种手段，嘉约翰的著作传播到全国各地。

在嘉约翰的影响下，他在博济医院的中国助手尹端模也加入翻译西医著作的行列。至1893年，他共译出《医理略述》《病理撮要》《胎产举要》《儿科撮要》4种著述，是最早参与西医文献翻译的中国医生。

画面：当时博济医院出版的各种教材合照……

1865年（也有认为是1868年），嘉约翰与他人一起编辑出版了《广州新报》周刊（画面：《广州新报》中文版的照片……有关《广州新报》的中英文文献照片），介绍西方医学医药知识，并刊登一些当时的国内外新闻，发行量曾达到 400 份。1880 年，嘉约翰在广州创办《西医新报》（画面：《西医新报》照片……），这是一份中文医学杂志，也是中国最早的正规西医期刊。该刊在广州街头公开发售，最高发行量曾达到 400 册。关于《西医新报》的最初情形，《中国评论》介绍"此系一种医学杂志，专为华人而设。报纸共八页，大号杂志格式，有封面及目录，全属中文。在发刊词中，用简洁文言，说明杂志之益，医志尤为重要，并述西医比较中医的优越。第一号有短论文十四篇，目录如下：（一）论医院；（二）中国行医传道会；（三）内科新说；（四）方便医院之情况；（五）烫伤之治法；（六）真假金鸡纳霜；（七）初起之眼炎；（八）大腿截除术；（九）上臂截除术；（十）肉瘤奇症略述；（十一）论血瘤；（十二）癫狂之治法；（十三）论内痔；（十四）论外痔。从这一期目录，可以大致了解该报的主要内容有：论西医公会聚集之益，论止瘟疫传染之法，眼球各肌肉功用图说，西医用药撮要略述，胎产奇症略述，论医痔误药肛门生窄，解热药方，生发药方，风湿药方，消颈疬方，论戒鸦片烟良法，论肺内伤成脓疮图说，西国聪耳器具图说，西医眼科广告等"。

1886 年，"中国博医会"在上海成立，嘉约翰任第一任会长。该会创办了《博医会报》，报道西方医学在中国发展状况和世界医学发展的最新动态，同时也介绍医学的历史和中医诊疗，为中国医学界提供了交流平台。

从鸦片战争开始，中国遭受西方列强侵略。一方面，中国人要顽强抵御其侵略；另一方面，又要努力向西方寻求先进文化以求中国强盛。长期有天朝大国心态又深感受侵略屈辱的中国社会，对来自西方的一切都极为敏感与警惕。对此，嘉约翰是理解的。从嘉约翰在中国行医、办校、传教可见，他非常尊重中华文化，谨慎对待中国社会习俗等。嘉约翰在传播西方科学文化过程中，比他的眼科医局前任负责人伯驾以及其他许多同时代西方来华人士，对中国的文明传统、风俗习惯、生活方式的态度，开明得多。因而，他开展的文化引进事业很有成效，对中国文化现代化所起的积极作用很大。

嘉约翰面对来自当地本土文化的阻力，表现出谨慎对待的态度，对中华优秀文化更显尊重，使他的科学文化传播活动较为顺利。他的这种慎重，就鲜明体现在人体解剖学科上。在当时的中国，解剖这种由传教士医师带进中国的西医科学研究方式，被视为"挖肝剖腹"的"巫术"。嘉约翰最初在广州行医时，就受到过这样的指责。而他为了对中国人的体质、生理、病理特征有更深入的了解，又一直想对中国的人体进行解剖。嘉约翰作为一位以外科见长的医生深知解剖尸体的重要。然而，中国社会对西方文化多少还心存戒惧，对基督教会及有教会背景的机构，尤其警惕与抵触。假如由"番鬼佬"（广府话，意为"洋鬼子"）给中国人的尸身来个破肚开膛、挖心取肝、掏眼开脑，势必会在中国社会激起强烈反应，甚至激出事变。此前，在中国有的地方就曾有洋人传教士，拿中国人器官制药的传言，激起民变，引发大规模暴动，并导致中外冲突的事件。在广州这样的长期开放之地，风气是当时中国最开放的，但传统文化风习依旧强固，况且尸体解剖触及中国人核心伦理。人体解剖在当时的中国，不仅是一项医学科学实验活动，它还会带来文化意识、宗教观念、人生理念的震撼性触动，引起中西方文化的激烈碰撞。对于有祖先尊崇、鬼神崇拜信仰的大多数中国老百姓来说，没有什么比挖祖坟损人尸体更感受辱的了，解剖先人的尸体更被视作大逆不道，社会对解剖实验的反对声音很大。中国人崇拜祖先、鬼神，对人自身和人生充满神秘感，一旦解剖尸体，神秘的人体及其生命与思想功能就成为可认知的对象，生命、人生、社会的神秘感荡然无存，用科学的方法去认识研究生命、人生、社会就成为常识。这对他们的思想方法和认知模式，乃至世界观和人生观都会带来根本解放与全新改变，必然会对自身所处的生活方式、文化氛围、社会环境、政治制度和国家体制重新审视，引发与传统社会体制和文化体系的强烈冲突。

画面：人体解剖图……解剖设备……解剖教材……

因此，在开展人体解剖研究上，嘉约翰相当谨慎。他一直等着由中国医生黄宽来完成第一次的人体解剖。1867年，博济医校进行首次解剖实验，黄宽执刀。这是西方医校在中国进行解剖实例较早的一次记录。由于受到当时人们思想观念的影响，一般病人的家属根本不让别人把自己亲人的尸体进行解剖，最初学校只能从医院中寻找一些无亲友的尸体来研究。嘉约翰本人即曾以一对儿童尸体作为实例，让学生直观地了解人体的基本结构。

博济医院所办医学校的男女有别的授学形式，也凸显嘉约翰传播西方文化观念上，突破与妥协并存、谨慎对待中国习俗的特点。

嘉约翰招收女子入读医校，对数千年中国旧礼制传统，是石破天惊的革命性突破。然而，女子入校后，他又极小心地尽量避免或缓和与传统的冲突。

画面：晚清民初女护士照片……

当孙中山就读博济医院所办医学校的时候，已有男女学生同学，但分左右座，还挂一幅帐幔隔开。中国男学生不能接诊妇科病人。不久，这一切为了适合中国国情而制定的规定，却有了戏剧性改变。

画面：孙中山学医纪念像（在中山大学广州校区北校园）……

一天，师生诊察妇科，照例由教师带领学生临床实习，但只许外国学生实习，而不许中国学生去。当年轻气盛的孙中山得知有此规定后火了，一下闹到校长室，校长嘉约翰问原因，孙中山质问："同是学生，为什么歧视中国人，不许我们到妇科实习？"嘉约翰答："你们中国人，向来'男女授受不亲'、有'礼教'之防，我们美国人则无须受此限制。"富于革新精神的青年孙中山犀利诘问："学医是否治病救人？"身为医生的嘉约翰能说什么呢？只好说"是"。孙中山又问："那么中国学生学医不是治病救人吗？中国妇女有病中国医生不能救吗？究竟是救命为重，还是不合理的

'礼教'为重?"美国名校医科出身的嘉约翰,面对这位未来革命领袖咄咄逼人的追问,大讲的又是在西方医界早已是公理常识的道理,无言以对。由此打破了中国学生不许看妇科之限,而教室所设隔别男女的帐幔不久也撤除了。其实,来自西方的嘉约翰内心是赞赏孙中山的,只是对中国传统习俗谨慎对待而已。

博济医院住院病人男女分隔而居,也是基于"男女授受不亲""男女之大防"的中国传统伦理道德,谨慎对待的考虑。

从存留下来的嘉约翰身穿传统中式服装在博济医院的活动照片中,也能看出,他对中国日常生活习俗的尊重。嘉约翰在治疗病人、从事科研、文化教育的各种活动中,小心翼翼,不触犯中国人的禁忌。

嘉约翰从事的行医传教活动,除了上面提到的把西方先进的科学文化引进到中国这种历史创举,对中国历史进程起了积极作用外,也对中国近代社会与思想文化的进步运动起了积极作用。年轻的康广仁、孙中山,在医校接受西方先进思想文化教育,对他们后来分别投身维新运动和革命运动起了启蒙作用。康有为的弟弟康广仁、民主革命运动的领袖孙中山,利用医校从事维新之业、革命活动。

据梁启超《戊戌六君子传》记载,康广仁曾"学医于美人嘉约翰,三年,遂通泰西医术"。康广仁在这里长达 3 年学习医学期间,积极从事维新活动。康广仁在他所办的《知新报》中,既宣传介绍西医知识,又借医学知识宣传维新思想。

画面:康广仁照片(渐化)……博济医院门楼照片(拉远)……维新派宣传变法的万木草堂……珠江流水……晚清京城照片……

孙中山(1866—1925 年)于 1886 年在博济医院所办西医校学医。1886 年秋,20 岁的孙中山于 1886—1887 年以"逸仙"之名就读博济医院所办西医校。1887 年 9 月,孙中山转学到香港西医书院。孙中山更利用嘉约翰治校的宽松自由环境,吸收西方先进文化,开展最初的革命活动。

画面：孙中山学医时期个人照片……孙中山学医时期与他人合照……

无疑，嘉约翰在行医为中国服务之时，坚决履行自己负有的传教使命。"先生热心宗教，在两医院时，礼拜日及每日夜间，必令院中同事、工人、病人听诵福音。祈祷上帝。即到院探病之人，亦必欲使之得闻真理，暇则到病室与病人谈论。"这所医院以行医促传教的做法一直长期延续。因此，也引起部分中国知识分子及百姓的抵制。尤其他在治病救人过程中，不放过任何机会进行传教，更引起当地人的非议与反感。

嘉约翰为使他管理的西医院，在广州乃至中国成为教会医院模范，殚精竭虑，医院的宗旨在他心中是清楚的。他从事的行医传教活动，在客观上当然有助于西方国家在中国的宗教、政治、经济活动。然而，嘉约翰在中华医务传道会中是对中国人最友好，最不抱行医传教外的目的之传教士医师。除了为争取中国的医疗资源而高调呼吁，涉足包括政界在内的各界外，他一般行事低调，给中国人实实在在地办事、行医、授教。他主张医学传教士及相关组织应以医学救治病人、造福百姓为目的，认为以医学救治世人，就体现医学传教的精神，完全不同于许多医学传教士奉行的行医就是为传教服务的主张。

他不像博济医院首任负责人伯驾那样热衷政治，并在最后走到中国人民的对立面。他在代表中国医学传教士出席世界基督教大会为争取对中国的医疗援助时，充满感情地报告："我们大多数的同胞还在遭受痛苦、疾病和死亡，他们需要我们已拥有的医药资源和卫生知识……"这种视中国人为自己同胞的感情发自肺腑，也表露他要为消减视若同胞的中国人民的病苦奉献知识才智与传播现代医药卫生知识的真挚心愿。在这种情怀的驱动下，他除了自我奉献于中国的医疗卫生事业外，还毕生不遗余力为减除中国人的病苦争取外援而奔走呼号。

从嘉约翰的行医、办教育、传播科学之路，可以看到他是真心要将西方科学文化引进中国，以医学造福中国民众。他同情中国人民的进步事业，在中国社会从传统向现代转型进程中发挥了促进作用。他行医传教的成功，是由于他行医授学过程中对中国传统采取兼容妥协的特效方式，并因地制宜地开展医疗、教育、科研活动。然而，嘉约翰以行医授学服务中国的同时，又自觉以传播基督教为己任。

总的来说，嘉约翰对中国近代文化产生了独特的影响，这种影响主要是在医学上。他的行医施诊、治病救人，消除缓解当地人民的病苦，还为中国全面引入了代表西方先进科学文明的医学及医学教育模式。由于西医学是最先传入中国的西方科学，它对中国产生的影响，也就是西方科学文化最初对中国产生的影响，中国当时有一批受西方文化影响的精英出现在医学界。中国近代有几个产生过重大影响的著名人物，都受过西医教育，近代西方医学成为中国文化从传统封闭向开放化近代化嬗变的第一服催化剂，给中国知识界以最初的西方文明启蒙。中国知识分子中最早接受西医教育者，最先受到西方科学文明的洗礼。

五、创建精神病医院

画面：珠江白鹅潭……江水汇流处……珠江南岸河涌交叉……芳村花田茉莉花……

1890 年，嘉约翰就动手筹备设立精神病医院，自任筹委会主席，后因经费不足而停办。他以不屈不挠的劲头，一再建议成立专门的精神病医院。1892 年，嘉约翰拿出自己的全部积蓄，自费出资购得广州芳村一块 3 英亩地皮，以后又得到一些人资助，在珠江南岸、白鹅潭畔，始建中国第一家精神病医院，初名"惠爱医院"，该院于 1894 年开始建院，到 1897 年全部竣工。1898 年，芳村精神病医院落成，是今日广州精神病医院的前身。他辞去了博济医院的职务，和夫人搬进医院生活工作。这所精神病医院，设 30 ～ 40 张病床，次年正式收治住院病人。嘉约翰亲自为病人治疗，使不少精神病人治愈出院。他还出版小册子，到处宣传精神病人住院的重要意义。嘉约翰在华一直为中国精神病治疗费尽心血。

这所精神病医院影响很大，"芳村"成了当地一种对精神病与精神病医院的隐喻指代，讥讽某人精神不正常时，常说："从芳村跑出来的。"

画面：19 世纪欧美精神病医院照片……

传统中国社会，从社会安全与稳定着眼，对精神病人基本是以禁锢的方式处置，责任由家庭或宗族承担。精神癫狂者常被家人锁进幽暗房间，经年不见阳光。在清代，家人不经报官私自打开疯人的锁铐，会受到严厉处罚。后来嘉约翰夫人写道："1895 年 2 月 28 日，一个男人身背一个精神病人站在了医院门前，这是中国历史上第一个入院治疗的精神病患者。"而他在家里已被锁在一块巨石旁 3 年，丧失了步行的能力。嘉约翰顶住来自当地官方与世俗对精神病患者歧视的传统与积习的压力，承受着收治精神病患者特有的烦难，在人力物力极端匮乏的条件下，把精神病医院办起来，而且一开办即获巨大成功。开院后，即使大多数患者送来时，已奄奄一息，医院依然接其入院。

当年的精神病医院，建在远离城市喧扰的乡间，环境幽静，花草优美，病舍设计成分散式的家居建筑，吵闹的病人与安静的病人可互相隔离，亦可参与种植花草蔬菜，自食其力。为避免给病人以牢狱之感，医院周围只是简单围起了一人高的篱笆，连窗户上的铁条也制成弯曲带花的图案。

这所精神病医院越办越好，不但为当地精神病患者带来福音，而且解决精神病给当地社会与家庭带来的种种问题，为中国的精神病治疗率先垂范，并蜚声世界，成为国际医学界在贫穷国家和地区开展诊治精神病患的范本。后来，嘉约翰完全离开博济医院，专心治疗精神病人，直到他去世。

嘉约翰兴办精神病医院，不仅给中国带来治疗一种疾病的方式，还展示西方重视个人权利、重视个体的观念，将来自西方的人道主义精神、人权理念，润物细无声地通过精神病医院这类具体感人的形式，介绍传输给中国各阶层，悄悄地、慢慢地改变中国人的一些与现代化相悖的传统习惯、文化习俗。

画面：惠爱医院旧照片（渐隐）……今天广州脑科医院……

嘉约翰在近半个世纪的教会医事活动中，为西医在中国的传播做出卓越贡献。他在近代西方文化来华的最早登陆地广州，面对鸦片战争后的艰难环境，行医传教，打开局面，拓展西方医学科学文化入华之路。在近代西方文化传入中国的历史进程中，留下他深深的印记。在19世纪中叶，长期处于闭关自守状态的中国社会、中国文化，对外来文化有一种天然的抵制惯性。即使因长期是开放港口而风气开明的广州一带，也因刚经受过鸦片战争的洗礼，对外来文化非常警惕、敌视。由于医学解决人的切身病苦，对中国社会体系触动最少，相对其他文化形态，最易为中国各阶层接受，因而医学所代表的西方科学文化最先突破中国精神文化上的封闭堤坝，并以此为突破口引领西方文化全面进入中国。医学科学以人为服务对象，包含了自然科学与社会科学两大范畴。医学科学几乎涵盖了自然科学最高形态的生命科学的所有学科。它对医学科学的学习者带来划时代的全面知识更新。

嘉约翰通过实行西医的医治方式，引入西方医学理念，引动了中国思想文化之变。他开创了中国具有近代理念、近代管理手段，社会性的医疗福利事业，并成为中国现代福利事业的源头之一。这种福利事业在悄然地昭示着西方的人道主义精神。

嘉约翰深深热爱中国这片与他的祖国隔洋万里的土地，把自身的全部聪明才智献给他心中的第二故乡。尽管他与当地有着种种因时代、文化、信仰而产生的矛盾冲突，仍然无悔地贡献了自己的一生。

六、创建中国第一间西医校

画面：珠江北岸……博济医院门楼……

博济医院在嘉约翰的主管下，医院业务红火，然而人手不足的问题凸显出来，医生尤其缺乏。他找了被认为是中国最好的外科大夫黄宽来医院帮忙。博济医院好在还有关韬等个别人帮忙，有时请来个别懂医的传教士医生，但是工作上人手仍然非常紧缺。培养中国本土的西医生，有着医院工作的迫切需要。而且，要在中国这样幅员辽阔、人口众多的国家广泛传播西方医学，提高科学医疗卫生水平，在中国本土建立西医校培养西医医生就显得极为重要。

嘉约翰首先采用以师带徒这种易为当地人接受的传统授教方式，让他们边学习，边协助医生工作。医院也曾接收具有一定西医知识的开业医生进行培训。

博济医局由嘉约翰主管 10 年，已有相当规模，设备好，医师力量强，医疗水平高。1866 年建成的新博济医院为建于医院内的中国第一间西医校提供了建校的条件。

经过历届收授生徒，特别是 1861 年和 1863 年两届生徒培训，医院已经具备了开办医学校的条件。于是，嘉约翰在建院 30 周年的 1865 年筹备在博济医院办学，在扩建医院的同时该院又准备开设医学校，较大规模地培养医生。1866 年，嘉约翰在医院内办医学校，建成中国最早的医科学校。办学初期，学制 3 年。博济医院所办西医校附设于博济医局，首届招生 8 名。嘉约翰研究教学、编写教科书，本人亲自授课，为中国西医教育体系奠定基础。黄宽被聘到该校任教，与嘉约翰共同负责教学工作。这所医校创建后，开始系统授课、见习和实习，对外扩大招生，培养医学人才。1868 年学生增加至 12 人，每周逢星期三、星期六进行课堂讲授，星期一、星期五出门诊学习诊治，星期二、星期四在手术室学习手术割治。学生参与医院施药、通常手术割治等助手工作。黄宽教授解剖学、生理学和外科学课程；嘉约翰执教药物学、化学；关韬负责临床各科教学。医校开设次年，曾在校内示范解剖 1 具尸体，由黄宽执刀。嘉约翰也曾在医院内示范解剖尸体。

　　画面：博济医局出版的教材（逐本出现又隐去）……

1885 年，博济医院所办西医校增加了讲课和实习时间，充实了教学内容，学制仍为 3 年。

　　画面：博济医院所办西医校的师生合影……由羊城医局签发的中英文医照……两广总督部堂发给博济的毕业证照……

博济医院在中国的近代西医教育上有扩散性影响。它最先采用的以师带徒培养西医工作者方式，曾被国内的西医医疗机构采用。在广东，继博济医院所办西医校后出现的夏葛医学院和岭南大学医学院，都是在其所办西医校的基础上或影响下建立；广东公医学堂是博济医院南华医学堂停办后，由原校教职员、毕业生和在校全体学生在本地绅商的支持下协同创立；光华医社的负责人梁培基毕业于博济医院所办西医校并任教，光华医学堂的建立者及教职员乃至学生不少出自博济。清代至民国这一时期在广东建立的西医校，都有着博济医院所办西医校的深刻影响，这种影响还扩大到全国。

　　到 1870 年，学校的一些学生可以在医院独立施行外科手术，嘉约翰说他们"很快就熟练了手术方面的有关方法，他们可以不需要外国医生就能单独为病人解除痛苦。许多医学校的学生已经取得了当地民众的信任"。1879 年，随着医学教育的发展，医学校从博济医院中分离出来，在中国最早系统地传播西方现代医学知识，培养出大批医学工作者，他们成为中国西医开拓基业的人才。其中，很多人有高超的医疗技能。他们毕业后多在华南地区活动，直接从事医疗事业或者是在其他医校担任老师，对当地西医传播有很大影响。医学校里还教授中医知识。

博济医院所办西医校开设初时只有男生。1879 年，博济医院所办西医校应真光女校学生的请求，接收 2 名女生入学，是该学校招收女生之始，亦是中国培养女西医医生及医校男女同校之始。西方近现代争取男女平权之风经这间中国最早的西医校悄然入华。这是中国最早招收女学生的医学校，冲破中国礼制传统对妇女的束缚。

到 1894 年前后，经这个医学校培养的医生达 200 名，绝大多数毕业生后来都能开业行医。1897 年，嘉约翰辞去他在广州的医疗工作及其他一些烦琐事务，专心教学，仅偶尔做一些较大的外科手术。这所医学院后来经历一系列变迁。中国近代办西医医校无疑始于嘉约翰，由嘉约翰奠基的博济医院所办医学校办学历程，正是中国近代西医医校从无到有、从开端到发展的历史过程。

西医传播所展现的西医功用，推动清政府对传统医学教育的改革，如清光绪二十四年（1898 年），光绪皇帝下谕旨："又谕，孙家鼐奏，请设医学堂等语，医学一门，关系重大，亟应另设医学堂，考求中西医理，归大学堂兼辖，以期医学精进，即着孙家鼐详拟办法具奏。"在医学教育由传统向近代转变的大势下，西医教育在晚清的中国有较大发展。博济医院所办西医学校是晚清中国西医教育的重大成果之一。

1897 年，医学堂有男生 25 人，女生 6 人。同年学制改为 4 年毕业。1899 年，博济医院和博济医院所办西医校交由关约翰主管。1901 年，博济医院成立正规医校，建设独立校舍。新校舍于 1902 年建成，为广州当时西洋风格新式大厦，命名为南华医学堂，后来又称南华医学校。1907 年，该校有外籍教师 7 人，中国教师 6 人，在校学生达 50 人。1909 年春，该校学生反对校方的不合理举措，举行罢课。美籍负责人施行高压手段，开除领导学潮的学生，学生仍坚持不复课。1911 年，校方于是将学校停办。

博济医院开办医校的 48 年间，先后共培养毕业生 120 多人。他们主要分布在华南各地，有一部分在其他省区，小部分在国外，为医药卫生和医学教育事业服务。为中国培养了中国西医校训练出来的第一批西医师，促进西方医学文化和中华文化交汇融合，推进西医中国化，推动中国医学的近代化。

嘉约翰后来又在精神病医院办医校，以便于结合实际进行教学。这些学校都以广东话授教，以便当地学生听课。

西医教育是最早出现在中国的西式科学教育模式。嘉约翰在中国行医的卓越成就，引起中国人对西方医术刮目相看，中国人向西方学习医学科学渐成风气。西医教育的学习方式和考试模式，以培养适合工业文明时代的科学人才为目的，完全不同于八股式的学习方式和考试模式。西医教育模式训练出来的知识分子，善以量化分析、逻辑演绎、性质判断等科学方法分析问题，认识世界。这与中国传统教育模式注重伦理、文理，以诗化的语言概括诠释问题，截然不同，为国人提供新的思想方法。这有利于产生新思想新观念。中国旧的思想观念、正统的伦理道德，在医学科学活动中受到冲击。西医医科教育，对中国青年学子起到启蒙作用。它培养出来的学人成为中国现代知识分子群中的一部分。孙中山就是在学医期间产生了革命思想。西医院和西医学校，成了当时中国人在国内接触到西方物质文明和精神文明的地方，了解到当时落后的中国文明与先进的西方文明之间的差距，了解到当时西方先进的政治、经济制度和思想文化。那些有幸通过这种渠道看世界的国人中，有的后来就成为开创新时代的先进分子。如现代知识分子中的杰出人物：戊戌变法中以身殉志的六君子之一康广仁（画面：康广仁照片……）、革命领袖孙中山（画面：孙中山照片……）、国学大师陈垣（画面：陈垣照片……），还有其他的革命者，更有中国第一批受过系统规范的现代专业教育的知识分子，都曾就读于博济医院所办的医学校。

画面（特写镜头）：伯驾（淡出）、（淡入），嘉约翰（淡出）、（淡入），关韬（淡出）、（淡入），黄宽（淡出）、（淡入），赖马西（淡出）、（淡入），富马利（淡出）、（淡入），关约翰（渐隐）……

在 20 世纪 30 年代，停办已久的博济医院所办西医校在各方支持下以岭南大学医学院之名复办。

1929 年 8 月 29 日，教育部颁布了《私立学校规程》，私立学校立案后受主管机关的监督和指导，其组织课程及其他一切事项，必须遵照现行教育法令办理。学校如为外国人所设，必须由中国人任校长；如为宗教团体所设，不得以宗教科目为必修科，不得在课内作宗教宣传。多数教会学校开始按此条例办学。

1930 年 6 月 2 日，医务传道会举行年会，决议将博济医院转交给岭南大学，此决议为岭南大学所接受。接办之前，岭南大学于 1901 年至 1912 年，曾办医学预科，1914 年又成立护士学校。移交手续于 1930 年 7 月 23 日正式举行，博济医院的全部财产和所有权由医务传道会移交给岭南大学校董事会，医院归属"岭南大学医学院（筹）"。国民政府批给建筑及开办经费国币 50 万元，另外每年补助经费 10 万元。

1934 年岭南大学董事会提出，孙逸仙博士与博济医院有着密切关系，以其生前对博济医院的关怀，有必要纪念其功绩。成立孙逸仙博士纪念医学院筹备委员会，再设立计划委员会。1934 年，医院对旧病房实行大改造，在医院后座新建一座 4 层楼建筑。1934 年 6 月，博济医院在原址扩建的一座占地面积 854 平方米、三合土（混凝土）构造的 4 层大楼落成启用。至 1937 年 1 月全部竣工时，已在南面加建了 6 层楼房 1 座。原 4 层大楼亦加至 6 层，楼下为院长室、注册室、事务室、会议室、大礼堂、图书室、阅书室等；5 楼解剖学科；4 楼生理学科、药理学科；3 楼病理学科、细菌学科；2 楼生物化学科、寄生虫学科。每科皆设有授课室、学生实验室、教员研究室及办公室等。天台建有小型动物室，供饲养试验动物之用。

1935 年 11 月 2 日，举行博济医院成立 100 周年暨孙中山开始学医并从事革命运动50周年的纪念活动，民国重要人物云集，由孙科主持，为"孙逸仙博士开始学医及革命运动策源地"纪念碑揭幕和"医学院大楼"奠基举行仪式。当时黄雯任院长，有教授6人、副教授6人、讲师12人、助教15人，学生87人。中华医学会认为"博济医院为中国西医学术的发源地"，于11月2日至8日在博济医院举行第三届全国代表大会，以示庆贺；医院也易名为"中山纪念博济医院"。

1936年9月，孙逸仙博士纪念医学院（岭南大学医学院）正式成立。医学院共有5个系：解剖系（包括组织学和胚胎学）、物理学系（包括生物化学）、细菌学系（包括寄生虫和病理学）、药理学系、公共医疗系。岭南大学医学院的一切规章制度，均遵照了教育部颁发的章程办理，定学制为本科5年，实习1年，共6年。第一、二、三年为基本各科；第四、五年所习，为临床各科；第六年留院实习。第一年基本学科如生物学、化学等，为利用设备完善及师资便利起见，在岭南大学上课，其余均在医学院授课。临床实习分别在博济及柔济两间医院进行。公共卫生实习由学院卫生事业部安排。据院方称"本年（1936年）一二年级之学生程度，实可称满意；盖该二级学生课目，除解剖学科外，全由岭南大学文理学院担任教授，使学生程度，得以提高；至于解剖学科地址，则以五楼全座拨用，并特聘专任教授2名，助教1名，联同担任；人才极感充足"。

孙逸仙博士纪念医学院设附属机构：博济医院（有病床150张）；柔济医院（有病床150张）；博济医院内设有高级护士学校，学制为预科3个月，本科3年，1936年有学生38名；另外有卫生保健机构3处：一处是博济分院（在岭南大学内，有病床20张），一处在广州河南新村，一处在从化县和睦墟。并在岭南校园内设立了专门为农民服务的赠医所。附属机构收治的病人为学生的临床实习提供较佳的实习教学的对象。

由于夏葛医学院一直与博济医院有合作关系，在博济医院移交给岭南大学后，夏葛医学院也考虑与岭南大学合并。1933年5月通过了合并计划，1936 年 7 月 1 日，夏葛医学院正式将行政和设备移交岭南大学医学院。

1937 年 3 月 11 日，孙逸仙博士纪念医学院大楼全部竣工，成为广州的重要建筑。重建后的博济医院的主楼为西式建筑，除了保留它的原有建筑风格，博济医院还保留希腊式圆柱、圆环的墙贴面。纪念碑如利剑直指云霄。

画面：医学院大楼……纪念碑……医学院首任院长黄雯照片……

七、关韬

画面：清代羊城的河涌……清代的西关……十三行外江面……
画面：清代中国在外销瓷器和茶叶的包装上的风俗画……

关韬（1818—1874 年），西方外国人士多称其为关亚杜或关亚土（Kwan Ato），其实应为关阿（广府话音"阿"与"亚"同）韬，两广的人都喜欢在名称前冠以"亚"字来称呼人。关韬出身于广东十三行商业画家的世家。19 世纪十三行的文化氛围对他一生有重大的影响。18—19 世纪，中国的瓷器和茶叶在欧美各国极受欢迎，成为欧美上流社会的雅好风尚，并盛行于 19 世纪初。为迎合西洋人的爱好，行商要在瓷器和茶叶的包装上绘有图案或风俗画，画工将西洋画法移入画中，于是诞生广州外销画。画工要能正确书写英、法文字母，会讲不合语法、语音不准，在贸易中作对话之用的"广东英语（广府话口音的英语）"。外销画工这一行业非常吃香。关韬的叔父广东南海人关乔昌，是这一行业的杰出者，把西洋肖像画之法融入传统中国绘画艺术中。关乔昌与来自欧美的外国人有着广泛的接触，会说"广东英语"，他在十三行开设 3 层楼画室，雇助手 10 多人，委托欧洲画商做他的代理人，业务兴隆。其画被送到美国宾夕法尼亚美术学院、波士顿文艺协会展示。他是当时中国极个别真了解西方文化的人。关韬生活在这样一个与海外关系密切的家族中，对其形成对西方文化的开放观、热衷学习西方科学文化的人生追求，有重大影响。关韬能学西医，也是得到开明的叔父的引荐。关乔昌听说伯驾招收学生，便让侄子关韬前往学习西方医学。关乔昌对关韬很关心，特别创作一幅油画《彼得伯驾医生及其助手像》，其中助手就是关韬。这幅画也是中国西医史记录，成为佐证西方医学在中国发端、西方文化教育科学事业在中国落地的传世之作。伯驾还请关乔昌帮助制作教学挂图，又请他为 100 多名有肿瘤突出于体表的患者，对患病部位做详细描摹，每张图都有伯驾的详细说明。把某些病人的病状画下来，就成为一幅幅生动的病历资料。1841 年，伯驾携带这些医学图画回美国陈列展览，事后即分赠给大学或医院。至今仍有110 幅图画被保存下来，其中大部分（86 幅）医学图画保留在伯驾的母校、美国耶鲁大学医学图书馆（Yale Medical Library），23 幅医学图画在伦敦盖氏医院的戈登博物馆（Gordon Museum at Guy's Hospital），1 幅医学图画在波士顿的康特威图书馆（Countway Library）。110 幅图画中，其中的 30 多幅是肿瘤患者的画像，使人看到伯驾治疗这些患者的医术高明，关韬参与的对患者的医疗工作，也为近代西方医学传入中国留下历史实证。

画面：关乔昌有关博济医院、关韬和伯驾在工作的画作……

画面：关韬画像……

关韬在中华传统文化熏陶中长大成人，又因家族与海外的联系见识到西洋事物，独具当时中国罕有的中西兼通的文化背景。关韬在这样得天独厚的家庭环境中，能说"广东英语"，能接触跟他家打交道的洋商人、洋船家、洋教士、洋医生，接触到在当时一般中国人无法接触到的西方文化。小关韬又具有孩童的好奇、卓越的天资、宽松的家庭文化环境，这使他育成开放的文化襟怀。弥漫家中的务实致用氛围使关韬更易接受近代科学文化，养成良好的素质和品格。关氏家族与当时中国最开放最了解世界大势的十三行行商阶层的关系密切，又有重实用重技能的家族传统，还有家族艺术氛围。这一家族没被当时中国主流社会轻器用、重科举，视一般技能为末技的社会风气所左右。在这样的家风中，关韬的个性得到在中国别的家庭所难以得到的自由发展。亦工、亦商、亦艺的家族传统，使关韬对那些实用的技能、新巧的器具大感兴趣，为他选择西医职业打下思想性格基础，使他定下行医的人生目标。

关韬的青年时代正值鸦片战争的前夜。西方文明正蓄势待发，准备大举疾进古老的中华大地。作为西方文明前导的传教士、医生已悄然先行来华。美国传教士医师伯驾于 1835 年在广州开办一所医院。

当时的中国清政府实行闭关自守国策，对西方文化严加防范，严格限制在华外国人的活动，以严刑峻法阻止中国人与外国人交往，即使在当时中国唯一的开放港口广州也是如此。当时政府仅对西方医学开一门缝，西医因此成为西方科学最先踏足中国的学科。医院开业后病人日多，医护人手紧缺，虽有郭雷枢传教士抽空相助，仍未解决问题。1837 年，伯驾决定招华人助手 3 名，以半工半读带徒弟的方式传授西方医术。在当时清政府的闭关严防国策下，要招聘高质素人才实在难。关乔昌在此前已认识郭雷枢，对西医的医术也有认识。他知道伯驾招收学生，他的侄子关韬恰好正想去学西医，于是便让关韬前往伯驾开办的医院学习西医。

以关韬的出身及其叔父的关照，可以过上衣食无忧的生活。要搞艺术，条件优越；想行商办实业，也方便。谁知这小伙子既没去从商，又没去学画，对当时中国知识界热衷的科举之业也不感兴趣，却偏偏对当时中国人轻视、歧视，而且脏、苦、累的西医很感兴趣。家里也开明地让他去学习西医。其实，关韬生长于与外国人有接触、可听闻"广东英语"的环境，养成开放的文化襟怀，了解腾飞中的西方科学文化。加上他天资极高，他有行医济世的使命感，于是在乡亲父老迷惑猜疑的目光中，毅然走进伯驾的诊所，踏上学习西医之路。好在他叔父关乔昌是当时中国最了解西方文化和突飞猛进的西方科学技术的人之一，支持他随伯驾学医。他在 19 岁就开始学医。

他所在的医院，集中了其时在华最出色的西医生，这对关韬学医很有利。关韬本身也真争气，聪颖好学，人又勤奋。伯驾很喜欢关韬，眼前这位中国小伙子充满活力、生气勃勃、责任心强、聪颖过人，迥异于当时中国常见的埋首八股科举之业、不知海外天地多广的读书人，不同于伏身专制下营生的平头百姓，连伯驾这位对中国人有偏见的西洋人，也忍不住夸他，并对他寄予厚望、精心培养。

学医艰苦，单说学制，医科学制比其他学科的长。人家西洋人在西医的祖地学西医，也得熬多年寒窗。关韬居然在不长的时间内以学徒之身将西医技能学到手。近代医学科学迥异中国传统四书五经、八股文章、诗词曲赋；更麻烦的是，做老师的伯驾也只是来华时在较短时间内学了汉语，只能以英语授教；当时医局的工作环境、学习条件，都极为简陋、极为艰苦；关韬从未受过系统的西学教育，也缺学医不可或缺的数理化底子。他能学好西医吗？

然而，奇迹就是这样创造出来，关韬硬是把医科知识之山给啃了下来。小伙子学习很刻苦，完全没有衣食无忧人家的子弟的习气，脏活、累活、苦活，上去就干；不管是脓血积液，还是蛀牙腐肉，或是传染病，都积极动手处理，不避恶臭；大事小事都做，从护理、打扫到手术、诊治，都努力做到最好。关韬与当时不少为科举功名一味寒窗苦读而缺少体力劳动的中国学子不同，家中画工传风使关韬有着很强的动手能力，独有的家庭环境让他有机会摆弄家里能见到的洋玩意，人又特别心思活泛，又在一个符合他人生理想的医务平台上操作自己感兴趣的医疗器械，能用心地捉摸如何掌握与发挥好医疗器具的效用，掌握医疗操作技能。他在艰苦的工作中学习，要干的活已经让他累得趴下，却还在工作之余读着所能找到的有限几本英文医书及其他书籍。他一边拼命攻读，用心琢磨，把医学理论及其他相应的文化知识学到手；一边联系医疗工作实际对照研读，工作与学习紧密结合，学以致用。医学是一门实践性很强的学科，关韬刻苦学习、勤于实践，使他速成大器，成为一名优秀的眼科和外科医师。关韬也深得伯驾器重。他在伯驾的教导下，先是做一些小手术，很快就能独立施行常见眼病的手术，如睑内翻矫正、翼状胬肉、白内障囊内摘除等；接着可独立施行腹腔穿刺抽液、拔牙、治疗骨折及脱臼等；最后还能做肿瘤切除手术。他的医疗技术娴熟、精细，每每获得优良疗效，得到中外人士的信服、赞誉。

关韬是中国人，出生在当地。对于接诊以中国人为主的病患者，关韬有着伯驾等外国医生所没有的亲和力优势，在接诊和医院对外交往事务上，他真能帮上忙。关韬本人的超常资质、家传的处理商务的环境使关韬养成处理实务的能力，从小生活在历史悠久的对外开放口岸育成其灵变机敏的素质。孩童时他即耳闻目染洋人行事而对西式工作作风的熟悉。青年关韬渐渐把管理医院的本事学到手，协助伯驾处理医院事务，真正成为伯驾的助手。伯驾休假回国，就让关韬代为主持眼科医局。

由于伯驾行医的隆盛声誉，也由于医院第二把手关韬的得力辅助，再有另外两名学徒协助，医院业务异常红火。有的来医院求医的中国下层百姓，是在医院开诊的前一天晚上就在医院门前排起长长的人龙候诊。不少的达官贵人、豪富巨贾，托熟人介绍、找捷径门路以便到医院求医。连钦差大臣林则徐也曾托人到医院寻医疾之法。关韬在当时中国西医界及当地人中，也医名渐著。3 名学徒中，也就是关韬首先脱颖而出，成为在中国本土培养的第一位西医生。他让人吃惊地迅速在医界独当一面，并能担纲主持大局。关韬的医风医德在当地人中也是有口皆碑。他为救治病人没日没夜地干，不避辛劳、脏秽，不计报酬。他秉承的中国传统行医济世情怀，接受的西方人道主义精神，融汇成他治病救人的动力。

博济医院业务日隆，求诊病人络绎不绝。早以医院为家的关韬，更是起早摸黑地拼命工作，尽力行医。关韬本人禀赋卓越，加上大量的病例、大强度的医疗实践的锤炼，使其成为一位业务水平高超的医生。关韬在这所医院工作近 20 年之久。

美国传教士医师嘉约翰接替伯驾而掌管博济医院后，开办当时中国仅有的一所医校。关韬就在医校授课，负责实习课，临床各科全包了。第一次，有一个中国人在学得西方科学文化知识与科学技能后，在自己国土走上讲台向更多的中国人传授，在中国西医教育卷首之页写下中国人光彩的一笔；在中国医学史和医学教育史的新一页中，留下让中国人自豪的印记。关韬成材后，更深切地认识到西方医学治疗技术，对疗治国人、解除病苦，特别是救治缺医少药的贫苦大众的重要，西方科学文化对改变当时积贫积弱的国家面貌之必要，因而格外精心培养第一代的中国医学生。关韬把他的特有经验，自身的优秀学风、医风传授给中国学生，尤其注重锻炼学生的实际工作能力。

关韬的医学成就、医德医风在当地国人中获得盛誉。他们对西医由疑惧渐渐变为欢迎、重视。中国人关韬行医成功，国人看到能操西医此术的，不光是相貌怪异的西洋"鬼佬"，还有"同乡同里""同声同气"的"后生"，因而对西医更加信任。国人放下了对先进西方科学文化戒备。国人对西方医学的欢迎，实际上是对引入西方科学文化的肯定。西方科学文化正是以医学为先导进入中国。国人欢迎他行医，熟悉他的西方在华各界也对他非常尊敬，培养他成材的西医界更引以为荣。在当时积弱的国势下，关韬为国家民族争光争彩。

原来民间就流传着西医"半医半法术"的神奇传闻，关韬因掌握了高明医术，也"神奇"了起来。

清咸丰六年（1856 年）第二次鸦片战争时，关韬到福建为清军服务，战争结束后回广州挂牌行医，其良好的医德和精湛的医术很受中国人和外国侨民的欢迎。他获赏五品顶戴军衔，是中国第一位西式军医。1866 年，博济医院仁济大街的新院落成后，特别请来伯驾的传人、中国医生关韬出任医院助理，协助管理这家当时中国医疗水平最高、规模最大的西医院。嘉约翰在其院务报告中说："余得关医生为助手，实属幸运。因彼在眼科医院有悠久历史，凡与该院有来往者，莫不知之，以其君子之态度、而具有高明之手术，殊令人钦佩也。"关韬开中国人师从外国人学习全科西医的先河。他是在中国本土培养的第一位西医生。他所展现的高超西医技能，促使中国人逐步接受了西医，促进西医在中国的传播。他为中国第一代西医树立成功的榜样。关韬是引进西方先进科学文化的实践者，与他人协力引进西方科学文化，展现西方科学文化引入中国开端的缩影。由他开始，西医成为中国人从事的一个行业，在当时起到移风易俗，开时代风气之先的重大作用，对广东对中国近代社会、文化、科技的发展影响非常深远。为纠正当时中国社会对于西方文化偏见，引入当时先进的近代西方科学文化有着重要意义。他的成功，除他个人禀赋天资外，也折映出他背后正准备登上近代中国历史舞台的买办阶级前身十三行行商的影响，以及行商对正在进入中国的西方文化的态度，正是从隶属行商之业的子弟中，从广州这方当时中国最开放之地，走出了中国第一位接受西方科学文化教育的新型知识分子，西方科学文化真正在中国落地。

1874 年 6 月，关韬去世。这是中国西医界的重大损失，当时被教会医事学会称为一个"悲伤的事件"，并在《中国邮政》上刊出。

八、黄宽

画面：珠海市香山县东岸村（摇镜头，渐隐）……（淡入），19 世纪的澳门（淡出）……（淡入），19 世纪的香港（淡出）……

黄宽（1829—1878 年）字绰卿，号杰臣，广东省香山县东岸乡人。其长辈多务农，初进乡村学塾读书，就有"神童"之称，后因家境贫困停学。

画面：黄宽画像……

香山，地处珠江出海口，是广东出洋的一个重要海口。茫茫珠海上，船来帆往、货物进出、人员往来；中华文化、中国货物，经此远航，西方的"奇巧之技"、宗教、医学、教育，也经此登上古老的中华大地。黄宽出生的村子，毗邻澳门，村中风气远比内地乡村开明，流溢开放之风。黄宽在这样的环境风习中长大，不像内地的一般乡下孩子那样惧外，这为他以后顺利接受西式教育奠定了文化性格基础。

黄宽出身于贫苦农民家庭，幼年父母早亡，姐姐早出嫁，由祖母抚养长大，生活艰辛，过着"野蔬充膳，落叶添薪"的日子。然而，他天资聪敏，刚进乡村私塾读书，只要一经教书先生指点教导，即能领悟背诵。不过，黄宽家实在太穷了，小黄宽连吃饭穿衣都没着落，更别说供他读书了，黄宽只能中途辍学。

在 1840 年，黄宽 11 岁时，一个偶然的机会，改变了这位穷孩子一生的命运。

1839 年 11 月 4 日，由马礼逊教育会开办的马礼逊学堂，在澳门正式开学，这是澳门开办的第一所西式学堂，由毕业于美国耶鲁大学的塞缪尔·布朗办学。这所学堂对贫穷学生免收学费，还提供食宿、衣服与书籍，并给他们家补贴一点费用，这对黄宽这样的穷孩子很有吸引力。

黄宽所在的东岸乡离澳门仅数里，当黄宽听到村里传开马礼逊学堂招生的消息后，这个天资聪颖的孩子，一把抓住了这一可能改变命运的机会，求乡亲带他入读马礼逊学堂。他在该校注册名单注明英文名是亚宽（Alan），是年 11 岁，入学时间是 1840 年 3 月 13 日。

马礼逊学堂招收的第一批 6 名男生，除小黄宽外，还有黄胜、李刚、周文、唐杰、容闳，都是乡亲。学堂教授的科目有算术、地理、国文、英文等，这是西方在中国举办的第一所传播西学的洋学堂，中国第一批系统学习西方文化的少年俊才在此就学。这是中国教育史上一次划时代的转

折，客观上也最先为遭遇鸦片战争后数千年未见变局的中国，培养了真正
睁眼看世界的英才。1841 年 11 月 1 日，马礼逊学堂迁到香港继续办学，
黄宽他们随学校迁至香港就学。小黄宽非常珍惜这难得的学习机会，发奋
苦学。

黄宽在教会所办学堂的 6 年学习生活流水般逝去。黄宽受到系统的西
方先进科学文化的基础教育，他的思想认识、文化观念、理想信念有了质
的变化。他还接受了基督教信仰。

这时黄宽遇上的一个转折，彻底地改变了他的命运。

1846 年 9 月的一天，布朗在课堂里突然宣布，他与夫人因体弱多病，
打算去美国治疗休养。由于布朗与孩子们有深厚感情，这次他愿意带 3 ~
5 名同学同赴新大陆，让他们接受全面的教育。他让愿意跟他到美国去学
习的同学站起来。刹那间，课堂异常寂静，人们的呼吸声可闻，空气似乎
凝固了。虽然课堂上的这些学童对西方社会有所了解，广东沿海也一直与
西方社会有着商贸往来，西方宗教人士时有涉足这一带，老百姓对西方并
非完全陌生，但清代长久以来高度中央集权制政府的闭关自守政策一直严
限国人与西人接触，中国人对当时西方各国知之甚少，在民间还流传着关
于西方世界各种离奇、荒诞、恐怖的传闻。这些从未出过远门的乡下娃娃，
会愿意去一个从未去过的神秘国度吗？去一个中国人眼中遥远神秘国度，
生活求学，在当时需要很大勇气。

然而黄宽他们毕竟在洋学堂待了 6 年，对西方各国有所了解。由洋教
士担任的教师，更极力向这些中国孩子灌输西方社会是如何先进、富强、
神奇，"布朗曾给学生出过一道作文题是《意想之纽约游》"，鼓动学生们
用尽心思地尽力想象，使劲大赞纽约天堂般的生活，让这些从未出过远门
的孩子产生到国外去瞧一瞧的好奇心。况且，在这一学堂读书的孩子中，
像黄宽和容闳等出身贫苦之家，多年在洋学堂的学习又为他们指出一条不
必通过传统科举或做生意或务农摆脱贫困的新学之路，到国外闯一闯，或

113

许还真能改变穷苦命运，出国尽管有风险，但既能继续读书深造，又说不定能圆自己的梦想，能有辉煌前程。

突然，在学生中间，容闳慢慢站了起来。接着黄胜、黄宽也站了起来。这3位勇敢的年轻人，决然前去曾被国人视作化外夷邦，并有点神秘莫测的西方世界。他们这次走出国门，就踏上中华民族从他们开始并延续至今的越洋学习先进科学文化之路。黄宽这位乡下穷孩子的命运，从此改变。

布朗的友人、在香港任《中国日报》主笔的肖德鲁特，美国商人李启，苏格兰人康白尔等资助黄宽他们两年的留学费用，并给予他们的家庭"养家费"。美商阿立芬特兄弟公司让他们免费乘船赴美。1847年1月4日，3名中国小伙子提着简单的行李，跟着布朗夫妇，登上停靠在广州黄埔港岸边一艘坚固华丽的"女猎人"号帆船，踏上赴美留学的历程。当天，船只扬帆出海，经马六甲海峡、好望角，进入大西洋。经过98天漂洋过海的船上生活，他们于当年4月12日抵达美国纽约。

黄宽随布朗夫妇赴美时仅18岁。他与同学在布朗和其他美国友人的帮助下进入马萨诸塞州的孟松学校。这是一所作为大学预科的预备学校，也是当时最著名的一所预备学校。校长海门毕业于耶鲁大学，是著名的教育家。他反对把学生训练成"会走路的百科全书"或是"有灵性的鹦鹉"，特别注重培养学生的"优美的品格"。这对黄宽影响很大，促成他生发以苍生为念的使命感。海门欣赏第一次赴美求学的中国留学生。他非常高兴，他对中国学生特别关照，把他们编在英语部，让他们着重学习英语语法，另外还让他们学习算术、生理学、心理学、哲学等课程，为进入大学学习做准备。

3名中国小伙子的生活由布朗的母亲照料。他们初时在布朗家吃住。后来，因为布朗家住房困难，他们就租下布朗家对面的房间，搬进去住，吃饭仍在布朗家。布朗母亲对他们精心照料，"每餐必同食"。然而，像劈柴、生火、烧炭等家务，仍由黄宽他们自己料理。由于留学经费有限，小伙子们要靠打工补充收入，每星期只有拿到一块多美元，才可以支付食宿、燃料等费用，并补足学杂费用。好在当时美国的生活水平不很高，贫苦学生在这里打打工，就可以凑够学杂费用。黄宽他们出身贫苦，能够靠自食其力在美国生活。

寒冬来临，大雪纷飞，马萨诸塞州的冬季分外的冷。黄宽他们的住处，离学校约半英里远，每天要两次往返在刺骨寒风里。他们徒步行走在数尺深积雪中，人都快冻僵了。来自中国广东的小伙子，以前从未离开过广东沿海的家乡。那里终年炎热，没几天冷的日子，他们连雪都没见过。这样的苦寒实在难熬。

这异国求学生活的艰苦与紧张、国外的水土气候、与家乡殊异的生活习惯、陌生的文化习俗，于第一次远涉重洋到异邦的 3 名中国小伙子而言是一个必须过的关口。黄胜就因病退学到香港。黄宽与容闳则熬了过来。

那个时代的美国新英格兰地区，洋溢蓬勃向上的新教精神，崇尚务实的生活，给黄宽耳目一新的感受。这段留学生活培养了黄宽重实际的作风，也培养了他独立开拓生活道路的能力。

在孟松学校经过两年学习，他俩终于在 1849 年夏毕业。黄宽通过在西方学习，了解到西方先进的科学文化、进步的文明，看到自己祖国的落后，明白导致中国衰落的原因，认定要通过向西方学习先进的科学文化，掌握于己有用、于国有益的学识与技能。这使他们决意继续留学西方，进一步深造。

在孟松学校毕业后，黄宽他们又操心接下来继续留学的费用与今后的去向。布朗为他们与香港教会联系，得到答复：他们要继续获得资助，就得转到苏格兰的爱丁堡大学学习医科，毕业以后要为教会服务。容闳不愿受此限制，留美学习。

黄宽性格内向、心思缜密、善逻辑推理、有极强的动手能力、具有极高的科学研究与专业实验天赋。因而，黄宽对生理等科目感兴趣，入迷于医学等自然科学领域。而且，他从小生活贫苦，个人品格上，既有对理想的不倦追求，又注重实际。他愿意脚踏实地掌握一门专业。他从小目睹乡下穷人因缺医少药而遭罪，加上救世济民、解脱人的苦难之基督精神驱动。这使他决定选医科为终生事业。于是，当香港的肖德鲁特等人告诉他，如果他愿意到英国苏格兰爱丁堡大学学习，他们可以继续提供资助，黄宽就欣然接受教会的条件，并填写接受资助的学生须填写的志愿书，承诺在爱丁堡大学学习医科毕业后担任传教士。黄宽于 1850 年转赴英国，考入爱丁堡大学医科，成为中国第一个留英医学生，也是中国第一个留学欧洲的学生。

画面：耸立在死火山岩顶上的爱丁堡城堡……

苏格兰爱丁堡大学是享誉世界的大学，其医科在英国甚至在整个欧美都有极高声誉。19 世纪，爱丁堡大学医学院处在医学发展的最前列，能考入其中学习相当不容易。黄宽凭借过人的天分、常人少见的勤奋，踏进这所欧洲医学殿堂。

然而，黄宽也在艰苦的留学生活中备尝艰辛。黄宽独自来到欧洲后，进入一个生活习惯、文化意识迥异的地方。他来到一个开放的社会，却走进一个封闭的环境。没有懂中文的人可与他交谈。他正处于心智日趋成熟的人生阶段，世界观、人生观正在形成。这成为他不合群性格形成的原因，并严重影响他后来的生活。

性格本来内向的黄宽到爱丁堡大学后愈加寂寞，倍感孤独。原来在美国再艰难困苦，也还有同乡伙伴，互相关照，互相鼓励，有人可以倾诉心事，彼此交谈，可得到精神安慰。现在只有他孤独一人呆在异国他乡。位于英国北部的苏格兰首府爱丁堡寒冷多风。黄宽面对幽黑石头城，熬过苦寒。当凄厉呼啸的苏格兰寒风夹着刺骨飞雪扑打着古堡，悲风尖啸，天地周遭灰沉沉昏暗暗。这与高温多雨的家乡香山相差极大。那里有灿烂阳光、密布水网、鱼虾海鲜、稻米水果，还有说着广府话的乡下人的习俗风情，更有相依为命的祖母、一起长大的小伙伴。这更增加他的浓浓乡愁。他只有在大学古堡式的建筑里埋头学习，暂时忘却困苦。然而，乡愁毕竟难以排遣。当时中国刚被西方以强力打开封闭的国门，黄宽是我国近代第一位踏足欧洲的中国留学生。在白种人为主的茫茫人海中，一个黄脸孔的中国人出没其中，容易产生深深的孤独感。黄宽只能常把自己关在阴暗的房间里，离群索居，以全副身心投入到学习中去。本来就内向敏感的黄宽幽闭在这样压抑的学习生活中，性格变得愈益内向、孤僻。

画面：风雪中的爱丁堡的古城堡……（化入），阳光下广东香山县的稻田水塘（化出）……（渐显），风雪中的爱丁堡的古城堡……

黄宽作为学校唯一的中国学生，仅靠香港教会资助度日，生活挺苦。黄宽在完成艰苦学业的同时，还要为生计奔波，补贴生活，非常困难。然而，黄宽靠省吃俭用，过着艰苦的生活，完成了学业。

在这中国第一位漂洋过海到欧洲学习医学的青年身上，有着中华民族儿女刻苦耐劳的品格，具有岭南文化适应性容纳性强的品性，更有广东人心思活泛、善于行动的能力。他苦熬苦读，度过艰难的留学岁月，也养成顽强不倦的科学钻研精神，铸就了他为事业献身的意志品格。在艰苦的学习环境中，黄宽学业成绩一直名列前茅。

黄宽在爱丁堡大学医科苦读 5 年，终于在 1855 年以第三名的优异成绩毕业，获医学士学位及金牌等奖励。毕业后，他继续留英在医院实习 2 年，并研究病理学和解剖学，获博士学位。

然而，黄宽 2 年美国、7 年英国的学习生活，完全生活在英语世界里，在英国更生活在没有人说中文的环境中，连中文都不会说了，这使他回国后要从头学习中文口语，他在文化认知与思想性格上也具有中西交汇特征，这对他个人生活而言就并非幸事。他处在中西文化相隔之间的尴尬处境，在文化认知与思想性格上有文化矛盾之困，这使他感到深深的孤独，一种与俗不谐的性格渐渐形成。

当时的爱丁堡大学校长辛普森教授在对毕业生的演讲中专门用很大的篇幅盛赞这位中国留学欧洲第一人："在你们中间，黄宽是一个最值得称赞的谦虚好学的学生。在学业竞争中他所获得的众多奖励与荣誉，让我们可以怀有这样的期许，这位中国留学欧洲第一人，一定会成为他的同胞中西方医学的最好代表。我坚信，在座的各位，包括教授和毕业生，对他今后的事业与幸福怀着格外的兴趣……"

黄宽以其优异的学习成绩、顽强刻苦的学习精神，引起当地舆论关注，在当地人中引起不小的轰动。黄宽为自己的民族获得西方学界、医界、宗教界的关注、赞许，赢得当地人的敬意。

学业成绩拔尖的黄宽毕业后，随即受到当地医界的招揽，当时最先进的从医与科研条件在等着他。他本人的生活方式也西化了，他连中文也不会讲。然而，他的家国情怀却始终未变，他急切地踏上归家之途。

回国途中的一场风暴，使他几乎遇难。当归国的航船驶向台湾海峡的海面上时，忽遇风暴，天昏地暗，巨浪滔天，在狂风呼啸大浪凄鸣中，听到桅杆折断的啪啪声响，然后见桅杆被风卷入空中而去，船只升沉于浪峰海谷，几乎被吹散颠覆。黄宽自忖将遭不测，难道十年前与家人的一别，竟成永诀，再无相见之日，自己在国外十年寒窗所学，再无施展的机会。这时，他更遥想默念离别十载的祖国，想念亲人，回想起锦绣家乡，回忆着离别家乡时亲人的音容样貌；同时他向上帝祈祷。船只经历一番惊心动魄出生入死的海上搏斗，终于脱险，虔诚的基督徒黄宽祈祷感谢上帝，让他能重返家乡，让他与亲人重聚，使他能回到祖国，完成服务祖国、行医济世的使命。

在 1857 年回国后，黄宽写了一封信给长期资助他的爱丁堡医疗救济会，描绘他的海上历险："1 月 3 日，在距离台湾海峡约三百英里的地方，我们遇上一场非常猛烈的大风，风吹走了船的前桅中的中桅、整条船的主桅和后桅中的中桅。十分感激仁慈上天的保佑，我死里逃生，在船遇险十二天后安然无恙地回到故土……经过一百六十六天的漫长航程，我终于回到了祖国。"

黄宽经过一番历险，终于踏上阔别已久的家国，见到含辛茹苦抚养自己长大的老祖母，久别重逢的姐姐，他非常激动。

黄宽回到故乡，体验与家人团聚的短暂欢乐，就目睹家乡父老在动荡时势中的困苦，听到祖国人民因缺医少药而在病痛中呻吟，发现国家在鸦片战争后依旧闭塞和落后，并愈益积贫积弱，决心以自己所学为祖国人民服务。很快，他为就业行医奔忙起来。

1857 年，他以伦敦会传教医生的身份返国，在香港伦敦会医院任职。

黄宽在中国西医界以医术精湛、医风高尚而名闻遐迩，在华人中更是西医界的首席权威。然而，中国当时是弱国，中国人再怎么出类拔萃，在部分带着种族与文化偏见的西方人士中，仍受到歧视和排挤，即便在医学界与宗教界中也有一些西方人士视黄宽为异己。黄宽又是一个清孤远俗的学者，虽然从小受着长期系统彻底的西方文化教育，有着基督教信仰，思想西化，然而他更是具有强烈民族自尊心的中国人，决不会在歧视屈辱前低眉顺眼、逆来顺受。黄宽平时待人谦恭有礼、诚恳厚实，但同时也性格内向、特立独行，这与他在国外长期自我封闭、刻苦学习的生活有关。所以，一旦触及自尊心与民族尊严，黄宽耿介清孤的内在性格就表露出来。他可以不买清政府重臣大员的账，也可以不买在西医界和教会中占主流中心地位的洋人的账，他一倔起来，甩手走人，谁也拿他没办法。平日脸神谦厚的黄宽，一看到洋大人那种居高临下的脸色，不会不还以颜色，听到那傲慢的话语，也绝不会装听不见。因此，平时待人谦和的黄宽，面对伦敦传道会本杰明·霍布森医生等英籍传教士的歧视和排挤，愤然辞去传教士一职，出掌香港民用医院的管理工作，次年回到广东从医。

1858 年，他回到广东省城，先在府学东街开办 1 所医药局，为病人治病，随后又接办英国人合信医生在金利埠创办的惠爱医馆。因黄宽作为中国医生提供西医服务，加上技术好，远近求医者众多。在他经营医院的头4个月里就有求诊者3300人。同时，黄宽还让4名生徒在医院接受培训，中国人教授中国学生学习西医由此开始。西医传播不再为外国传教医生独揽。在这里，黄宽又遇到在香港医学界和宗教界碰到的问题。天赋才华与专业水平极高、有强烈民族自尊心且清孤耿介的黄宽，对于那些出于种族优越感和文化优越感，或由于自身的固执，而颐指气使或自以为是的人，当然是不买账的。清高自尊的黄宽在此又与管理层及同事有矛盾，于1860年辞去惠爱医馆之职。

自此，他干脆自开诊所，私人开业。有时间他则到博济医院从事医务工作。他不适合有复杂人事关系、要看人脸色的环境，他更向往恬静、专心一意的行医生活。

黄宽是当时中国极个别全面掌握西学之人，名传国内外。急于延揽西学人才的洋务大员李鸿章听说后，也设法招揽黄宽到自己帐下。清同治元年（1862年）李鸿章刚率领淮军进抵上海，黄宽就被邀进入李鸿章幕府，被聘为医官，兼做顾问。在晚清的官员中，李鸿章比较热衷引入西方科学文化中的器用文化，注重吸纳了解西学的人才，他也比较相信西医。但是当时李鸿章正忙于与太平天国作战。黄宽作为李鸿章的私人医生，不必到前线去，而留在李鸿章幕下感到无事可做。他性格清孤，让他倦于社交应酬、官场往来。他显然不适合过那种要有很深城府、要颇有心计的官场生活，对这种生活不感兴趣。受过现代西方民主政治教育的黄宽，对晚清的官场应是相当不适应。而且，这里远离医学科学、教育、治疗前沿，不符合他以医学与博爱救民济世的情怀，他无法实现医学报国的理想。黄宽任医官职，未到半年，就辞去职务。

当时的苏松太道，广东丰顺人丁日昌极力慰留黄宽。丁日昌是曾国藩与李鸿章的亲信，热衷洋务，积极协助李鸿章招揽懂西学的人才。他劝黄宽复职，并许诺给他种种便利，但黄宽最终没有就职。同年，黄宽返回广州继续在自开诊所内行医。黄宽当时接触到中国各方的风云人物、中外各方政治力量的代表，并受到各方的争相延揽。然而，黄宽本人更愿意一心致力于医学事业，矢志通过行医践行理想，实现抱负。他自己又是一个清孤自重的典型学人，更适合于医学治疗、研究和教育。

1863 年海关医务处成立，聘医官 17 人，其中 16 人是外籍医师，只有广州海关医务处医官为中国人黄宽所担任。这反映黄宽在当时中国西医界的地位。

博济医院新开业后，应嘉约翰之邀，黄宽又在博济医院兼职。黄宽返国后就参与博济医院的医疗业务。

黄宽在医学上有许多建树，医术精深，处方简要，尤其擅长外科，诊断正确，手术精良，水平很高。1860 年，他曾施行胚胎截除术（碎胎术），为国内首创。广东地区患膀胱结石病人多，嘉约翰时以作截石术闻名，但在他之前，黄宽早已手术治疗过 33 人。据统计，他做过 3000 多次膀胱结石手术。除了行医外，黄宽还积极致力于培养西医人才。1866 年，博济医院内创设中国境内的第一所西医学府。黄宽被聘到该校任教，与嘉约翰共同负责教学工作。他承担解剖学、生理学、化学、外科学和内科学的教学。

嘉约翰由于自身的身体状况和在美国家属的病患等原因，需要不定期回国，这时医院的管理和医务责任就落到中国医生的身上，中国医生和助手也因此有独立自主的工作机会而有长足进步。当嘉约翰于 1867 年因上述原因回国休假时，黄宽被委任代理主管博济医院，全部医疗工作和管理由黄宽及其学生掌管。在此期间，黄宽努力整顿医院。也就在这一时期，黄宽主持施行包括 17 例膀胱结石在内的多种相当困难的外科手术，受到很高赞誉，他的助手则承担所有小型手术和大部分眼科手术。

嘉约翰与黄宽相知相重。黄宽深得嘉约翰欣赏。黄宽也时常到博济医院协助嘉约翰工作，如疑难病的会诊、大手术的实施等。博济医院的医学水平得到很大提升，名声也更隆盛。许多旅居广东的外国侨民认为黄宽的医术比许多欧美医生还要高明。加上黄宽的英文流利，技术好，大家纷纷找他治病。博济医院的手术大多由黄宽主刀，嘉约翰协助进行。嘉约翰撰写教材和讲义时，遇到难以翻译的医学词语时，总是求助于黄宽，与他精心研究，直到找出最准确的词语。

黄宽一生忙于临床医疗工作，还撰写过医院工作报告和海关医务年刊。他的同学容闳在他的《西学东渐记》一书中说："以黄宽之才之学，遂成为好望角以东最负盛名之良外科。继复寓粤，事业益盛，声誉益隆。旅粤西人欢迎黄宽，较之欢迎欧美人士有加，积资益富。"他的中国人身份，对在中国人当中推广西医，独具外国人所不能替代的作用。黄宽被誉为当时好望角以东最负盛名的优秀外科医师。更难能可贵的是，他虽然称誉中国外科界，但仍然好学不倦，精益求精。

黄宽曾结婚。然而，在黄宽事业发展如日中天之时，他与妻子的婚姻之路走到尽头。他的妻子出身名门。岳父何福堂是香港著名传教士，其子女都受过良好教育。何福堂四子何启曾留学英国，是香港西医院的创办人、孙中山学医时的老师。何福堂的另一位女婿伍廷芳更是清末民初的风云人物。黄宽夫妻在没有向外说明什么原因就离了婚。黄宽离婚后，把全部心思投入医学事业上。

清同治十二年（1873年），广州霍乱大流行，病死了很多人。当时黄宽兼任慈善医院西南施医局主任，不避被传染之险，对流行的霍乱病进行深入调查考察，详加研究，亲自编写《真假霍乱的区别》的指导诊治。

黄宽不但医术高明，还医德高尚。他的诊所病人很多。他出身贫苦，从小有助弱扶难的品格，具有济世为怀与人道主义的理想。这位清孤的学者身上有着中国传统"医者父母心"的道义风范。他对家乡人民的病患，尤其是贫苦大众的病痛更是倾注全副心血去救治。他深受当地民众尊敬和爱戴。每天找他看病的人络绎不绝，常见天没亮就沿街排队等他看病的长长人龙。他多年患有足疾，甚至有时不能走路。但他一直忍受着痛楚与不便，出诊治病，带病为病人服务。在黄宽生命的最后几年，广州瘟疫流行。由于经常接触病人，医生的处境相当危险。当时他的身体相当病弱，也就更容易被传染。黄宽没有因此放下工作，治疗休养，反而为治病救人更加奔波劳碌。他总是硬撑着身体治病救人。后来，他颈部患疽，身体更虚弱，他仍硬挺起病体，坚持为病人治病，使病情愈渐加重，最后终于病倒。

然而，上天似乎注定了黄宽要在治病救人之路上走完一生，而不是在床上寿终正寝。

1878 年 10 月的一天，黄宽正因颈部患疽休息在家时，驻华英国领事夫人难产，产妇家人急请他出诊。黄宽的家人为他的身体担忧，再三劝阻。黄宽作为一个医学专家，也深知自己病情的危重，并且非常清楚自己需要静养治疗。但是，黄宽还是坚持要出诊。他说："吾疽纵剧，只损一命，妇人难产，必戕二命，讵能以爱惜一命而弃二命于不顾耶？"于是他不顾个人安危，挣扎着从病床起身，拖着病重的躯体，艰难地来到产妇家中。到产妇家里后，黄宽硬挺起虚弱不堪的身体，强忍着痛楚及病中的种种不适，在产妇床前，对产妇实施抢救。经过一番苦战，领事夫人终于安全产下婴儿。产后母子平安，黄宽自己却病情加剧。黄宽归家后，病情更重，并转至病危，于 1878 年 10 月 12 日因疽病恶化，项疽剧发，促发败血症，救治无效，与世长辞。这位终生胸怀治病救人、惠民济世、以医辅国的理想志向，具有博爱情怀的医学家，终因奋不顾身抢救病人倒在医生岗位上，以生命实践了理想，享年 49 岁。

黄宽去世后，社会各界都为这位医德高尚、医术精高的医学家盛年而逝感到悲痛。据他的一生好友容闳追忆："中西人士临吊者，无不悼惜，盖其品行纯笃，富有热忱，故遗爱在人，不仅医术工也。"黄宽的过早去世，对在中国引进已传播先进科学文化的事业，特别对引进已传播医学科学事业而言，是一个巨大的损失。

参考文献

［1］陈小卡. 康广仁的一生及医学教育经历［J］. 传记文学，2013（8）：86-96.

［2］陈小卡. 西方医学传入中国史［M］. 广州：中山大学出版社，2020：92-162，615-624.

［3］嘉惠霖，琼斯. 博济医院百年［M］. 沈正邦，译. 广州：广东人民出版社，2009：106-145.

［4］蒋建国. 报界旧闻：旧广州的报纸与新闻［M］. 广州：南方日报出版社，2007：68-69.

［5］马伯英，高晞，洪中立. 中外医学文化交流史：中外医学跨文化传通［M］. 上海：文汇出版社，1993：397-398.

［6］王吉民. 谈中国最早第一种医药期刊西医新报［J］. 医史杂志，1952（1）：29.

［7］翁宗奕. 广东高等西医教育史［M］. 广州：中山大学出版社，1998：86.

［8］张冰，苏雨洁，魏梦月，等.《西医新报》的编辑出版及其对西医学传播的影响［J］. 中华医史杂志，2018，48（2）：98-103.

［9］EDITORIAL COMMITTEE. Records of the general of the protest missionaries of China［M］. Shanghai：American Presbyterian Mission Press，1890：721.

第七集　雒魏林与仁济医院

画面：上海黄浦江滔滔江水……黄浦江上的中式帆船（淡出）……江水上西式船只（摇镜头）……江岸上新建的西式楼房……

画外音：鸦片战争后，依照 1842 年签订的中英《南京条约》，上海成为中国五个对外通商口岸之一。上海开埠后迅速发展成为中国最繁荣的港口与经济、金融中心，是国际化大都市，亦为中西文化交汇的中心，上海逐渐成为西方医学传入中国重心之地。上海的近现代的医疗、公共卫生事业、医事医务管理机构与制度、医学教育及西药业与医用品业的发展，引领着近代西方医学传入中国，促进中国医学由传统向近现代化转型。雒魏林（William Lockhart，1811—1896 年）创建的仁济医院在近代西医传入上海的过程中具有开端地位。

1811 年 10 月 3 日，雒魏林出生于英国第二大港埠利物浦（Liverpool）的一个基督教家庭。他的祖父自苏格兰移居利物浦，经营纸张小生意，父亲则是利物浦海关的职员。雒魏林 5 岁时丧母，15 岁时又失去兄长，他和父亲、姐姐 3 人相依为命。

画面：19 世纪的英国利物浦港……雒魏林画像……

在当时的英格兰，社会对合格医生的需求增加，而医生的收入和社会地位也相对提升，许多新中产阶级的家庭愿意付出昂贵费用让子女接受医学教育，使其成为收入丰厚又有专业身份的医生，雒魏林的父亲也是这样做的。雒魏林接受完基本的学校教育后，在 16 岁（1827 年）时付学费成为利物浦一位药剂师（Mr. Parke）的学徒。他经历 6 年的学徒生涯，再于 1833 年前往爱尔兰都柏林（Dublin），进入当地最好的教学医院米斯医院

（Meath Hospital），接受医生斯图阁士（William Stokes）的理论与临床的教导。在规定的半年课程结束后，雒魏林于1833年10月通过药剂师公会在伦敦举行的考试，取得开业药剂师（licentiate of society of apothecaries，LSA）资格。接着他留在伦敦继续准备外科医生考试，并于取得药剂师资格的同月注册进入著名的盖伊医院（Guy's Hospital），向资深医生纪伊（Charles Aston Key）等人学习解剖、外科、妇产科等临床科目。半年后他完成规定的课程。因为成绩优秀，所以他获得纪伊医生设置的外科奖金（surgical prize）荣誉，并随即参加1834年4月底皇家外科医生协会的考试，通过后取得开业外科医生（member of the royal college of surgeons，MRCS）资格。雒魏林担任药剂师学徒6年后，在一年稍多的期间内接连通过两项专业考试，成为合格的外科医生兼药剂师。当时他22岁半。

青年医生雒魏林回乡后，先在公立的利物浦医院（Liverpool Infirmary）服务一年，接着担任利物浦埃弗顿（Everton）地区开业医生韦恩莱特（William Wainwright）的助理医生，为期3年，到1838年加入伦敦会成为传教医生为止。

雒魏林会成为传教医生，是19世纪初年弥漫英国社会的海外传教风气的熏陶所致。从18世纪90年代起，随着英国国力的日渐强盛以及对外殖民事业与贸易发达，英国基督教的各宗派也相继组织海外传教团体，派遣传教士向全球各地异教徒传播基督教福音。此种规模可观的全球传教事业，需要大量的人力和经费才能支撑开展，因而伦敦会及其他传教会分别在英国各地普遍建立分支机构与后援团体，也编印分发各种书刊全力宣传，并不断举办演讲聚会、祷告等各种形式的活动，以吸引基督徒加入传教士阵容或踊跃捐款支持传教工作。由于这些组织、宣传与活动，海外传教成为19世纪初年英国持续进行的社会运动。雒魏林也受到此种社会氛围的强烈感染。他本是虔诚的基督徒，所属的公理会教派是伦敦会最主要的成分，而且所属教会的牧师凯利（John Kelly）就是伦敦会在利物浦的重要支持者。因此，当伦敦会决定派遣传教医生并公开招募志愿者时，雒魏林便挺身而出应征。

　　到 1838 年，伦敦传教会看到伯驾在华医务活动有明显的效果，同时也需要传教医生到华南充实该会，于是决定派遣传教医生前来中国。雒魏林于 1838 年 7 月 31 日乘船离英来华，他成了受医务传道会资助的第一位传教医生。11 月，雒魏林首先到达了巴达维亚。他在航程中每天都学习中文。1839 年 1 月，他到达珠江边上的羊城后，先学习了一个多月的汉语。因为清政府此时仍然执行禁教政策，雒魏林在羊城无法开展行医传教工作。1839 年 2 月 28 日，他又来到澳门，当地的英美商人和伯驾一致主张美国医院由他重新开诊营业。到了 1839 年 8 月间，中英关系渐趋紧张。8 月底，雒魏林只得把医院停业。9 月初，他又前往巴达维亚，在那里跟英国传教士麦都思继续学习中文。1840 年 5 月，雒魏林又悄悄返回澳门。不久，他又重新开办澳门医院，并得到了传教医生戴弗尔和合信的帮助。英国正式发动鸦片战争后，他把澳门医院交给合信负责，奉命跟随英国军队乘兵船前往浙江定海开设医院。舟山群岛在鸦片战争中曾两度被英军占领，第二次占领一直持续到 1846 年。雒魏林于 1840 年 9 月在定海开设一间诊所。开始时，当地人不信任西方人开办的诊所，很少有人前来就诊。雒魏林就主动在大街上进行宣传，向行人散发传单，逐渐吸引了一些病人。由于水土不服，传染病在英军中流行。因此，雒魏林他还负责给驻扎该地的英军治病。到次年 2 月，英军从舟山撤退。他害怕没有保护，把刚开办 4 个多月的诊所关闭，跟随英国兵船又回到澳门。

　　画面：19 世纪的澳门……19 世纪的浙江舟山……

　　1841 年 2 月，雒魏林回到澳门后，又开始把澳门医院继续办下去。不久，他于当年 5 月 13 日在澳门结婚成家。妻子凯萨琳（Catharine Parkes）来自英国斯塔福德郡（Staffordshire）的沃尔索（Waltsall），比雒魏林小 13 岁，生于 1824 年，早年父母双亡。凯萨琳姐妹两人来华投奔在澳门的堂姐。凯萨琳来华时和雒魏林是同一艘船"乔治四世"号的旅客，两人也在航程中相识。凯萨琳很快学会中文，能和华人流利交谈。雒魏林深信妻子这项能力非常有助于自己未来的工作。

在香港被英国占据后，雒魏林于1842年到了香港。他希望能再次去舟山开展医务活动，但一直等到1843年春都未能如愿。在此期间，他掌管医务传道会在香港的医院。1843年6月13日，雒魏林奉伦敦传教会之命带着他的妻子，以"中华医务传道会"的名义再次到舟山开设诊所。

1843年底，雒魏林乘英国兵船两次到上海，调查建立传教据点和医院的可能性。在向香港伦敦传教会负责人的报告中，他极具战略眼光地认为上海的战略地位远比舟山重要，颇具宏观与前瞻目光地提出上海"对于医务传教会计划的成功进行可以提供不寻常的便利"，应在上海建立永久性的医院设施。伦敦传教会经研究，决定关闭舟山诊所，命令雒魏林到上海觅址创办医院。这一战略举措使近代西方医学得以更大规模更迅猛的速度传入中国，中国的近代医学体系也更快地建立起来。

画面：19世纪的上海……

1844年1月，雒魏林关闭了在舟山的诊所，带妻子前往上海。2月中旬，他在城南门附近租用了一座房屋开办了医院，开始向周围居民施医送药并开始传教。因拓展业务的需要，这所医院经多次搬迁扩建。医院曾迁至北门外，属于华界，且房屋的外形为中式，又专为中国百姓治病，又被称为中国医院。它又曾一度被迁到山东路，被改名为山东路医院，最后被定名为"仁济医馆"，后来正式被定名为仁济医院。医院为两层楼房，大门内有大厅一间，为候诊之所，内为病室，分为上中下三等。凡无力延医者，均往该院诊治。这所医院是上海最早的西医医院，雒魏林对医院采用了西方现代式的管理方式。医院的建设费用主要由英国商人、侨民捐赠和香港医学会募捐。这所医院的开设标志着基督教医务传教事业在上海的开始。这所简陋的医院，实际上也是上海最早的新教传教事业中心。在治疗病人的同时，医院也为"受难的人们"提供"忏悔"的机会，同时也起到教堂的作用。

　　画面：19 世纪中期的上海城…上海城南门……仁济医院照片……

　　医院初建时条件比较简陋，但因免费施诊，也吸引很多病人。到 1845 年 6 月底，已有万余病人就诊。1844 年 6 月初至 1846 年 7 月初，该医院共医治病人总数有 21118 名，也有大量吸鸦片者来医院戒烟。1846 年，雒魏林首先在上海组织中华医务传道会上海分会，推选董事 4 人，以商业人士为主。其职责是评估医院发展前景并筹募资金。分会每年开会 1 次，医院工作即由分会任命的 7 人委员会推动。7 人委员会中，3 位法定人数须由捐款人每年选举任命，而捐款人每年捐银元 5 元以上者即获在年会的投票权，使医院的工作处于捐款人和教会的实际控制之下。为维持免费诊病，医院还向社会募捐。雒魏林使医院大致能够及时了解近代西医的最新发明，并很快应用于临床，从而使医院跟上世界先进医疗技术的发展潮流。如 1849 年在西方出现了氯仿麻醉法，第二年仁济医院就将其应用于外科手术中。1875 年，西方施行了第一例无菌手术，一年后仁济医院的重要外科手术均在无菌状况下进行。随着无菌消毒方法的进一步改进，手术人员开始重视清洁并穿戴灭菌手术衣、手套和口罩。

　　1857 年 12 月，雒魏林乘船离开上海，次年 1 月底回到英国。不久，他被任命为伦敦医务会的会长。

　　1861 年 6 月，雒魏林乘船离开英国，7 月 22 日到达香港。在香港稍作停留后，8 月他又来到上海。英国在北京设立使馆后，9 月他以英国公使高级医师的名义进入北京。他在北京一方面为英国使馆人员治病和负责英国公使的健康，一方面又与伦敦传教会取得联系，表示愿意帮助其在北京开设一所伦敦会的医院，给中国人施医发药和传教。经过一番准备后，由他监管的伦敦会医院开始门诊。

　　（画外音）西方医学具规模传入中国腹地、政治中心……

画面：暮色中的 19 世纪北京城门（淡出）……（摇镜头渐显），白天的 19 世纪北京城市井……恭王府……旧庙宇……胡同口……四合院……（淡入），19 世纪北京城上空在鸽哨声中飞翔的鸽群……

1863 年，英国爱丁堡大学毕业的医学博士德贞来到北京，协助雒魏林工作。他与德贞治病的同时，有时也进行传教活动。德贞后来将医院迁到一所已废的寺庙里。原先破旧的佛寺经过改建修缮后，面目一新。因为该医院门前高耸着两根旗杆，俗称"双旗杆医院"，是一所英国伦敦会开办的施医院。

画面：德贞照片……

雒魏林重视培养中国当地的医务工作者，他在行医过程中曾招收过一些学生和助手，授予他们不同程度的医术。

雒魏林由于身体不佳，在 1864 年决定离开北京，当年春离开北京后，先回到上海。次年 3 月，他短暂到访汉口，5 月又去日本，6 月初再次回到上海。几天后，他乘船离开上海，8 月 14 日回到英国。晚年的他在英国度过，于 1896 年去世。

参考文献

[1] 北京卫生志编纂委员会. 北京卫生志 [M]. 北京：科学技术出版社，2001：895.

[2] 陈小卡. 西方医学传入中国史 [M]. 广州：中山大学出版社，2020：245 - 273，444 - 445，621 - 624.

[3] 葛壮. 宗教与近代上海社会的变迁 [M]. 上海：上海书店，1999：121.

[4] 上海卫生志编纂委员会. 上海卫生志 [M]. 上海：上海社会科学院出版社，1998：2 - 41.

[5] 苏精. 西医来华十记 [M]. 北京：中华书局，2020：64 - 87，95 - 106，113 - 123.

第八集　中国近代女医事业与公共福利事业

画面：巴黎圣母院（摇镜头）……塞纳河（摇镜头）……协和广场（淡出）……伦敦泰晤士河……19世纪的英国下议院大厅（淡出）……19世纪纽约……19世纪中叶纽约港（淡出）……

19世纪中叶前后，欧美先进工业国家的大工业迅速发展，为妇女运动的兴起提供了经济条件。先进女性冲破传统的社会束缚，走向社会，为拥有与男子同等的社会地位而斗争。她们的斗争成为女权运动兴起的基础。几个世纪在欧美连续兴起的大革命，西方社会进入近代后此起彼伏的思想解放与文化进步运动，如文艺复兴、启蒙运动和宗教改革等，促使女性自我意识的高涨与女权主义思潮的激荡，也促进了女权运动的发展。对妇女权益的关切，包括对弱势的低下阶层中的女性命运的关怀，对女性疾病与身体条件的重视，成为社会趋势。具有基督教救世思想与人道主义思想基础的赖马西和富马利，正是在当时这种欧美社会的历史大背景中来到传统与近代交接中的中国社会。她们在中国开展近代女医事业，有着时代的先进性，对推动中国女性现代意识的产生与中国妇女从传统束缚中解放有积极意义。

近代中国的西医妇产科治疗和西医女子教育，在中国近代医学发展有其独特意义，尤其是在近代中国的社会环境中有重大意义。在中国进入近代后，社会仍受男女授受不亲的传统礼教影响，女子不能轻易见陌生男子，更不允许有身体接触，使中国妇女接受男医生看病时有诸多避忌，在接生上更是如此。因此，在中国建立女子诊所医院，培养中国的女医护人员就有迫切的需要。最早是在西方来华教会开办的医院、医校中培养女医护人员，后来更开办女子的医校和护校。随着近代西方医学在中国传播的深入，妇女解放运动的兴起，女子学医不再新鲜。1879 年，博济医院所办西医校首招女生，为中国西医校男女同校之始，但仍是男、女分班教学。这是文献正式记载的中国最早的女子在西医学校受教育。这比英国、瑞士医校招收女生仅晚 3～4 年。1887 年，苏州博习医院与毗邻的妇孺医院合作，创建中国近代第一间女子医校。

赖马西和富马利在广东开创的社会福利事业，推动了中国近代社会福利事业的开展，如赖马西创建的盲童学校，对中国近代社会福利事业体系的形成亦有重大推动作用。

画面：清代羊城北的观音山（即越秀山）……（推近）观音山的观音阁（渐隐）……珠江沙面岛上教堂（拉远）……珠江远景……

一、赖马西与她的医疗事业

赖马西（Mary West Niles，1854—1933 年），于 1854 年 1 月 20 日出生在美国威斯康星州，她的父亲是当地一位"家庭传教士先驱"。她在此只生活了 5 年。小赖马西 5 岁时，由于外祖父去世，她的一家迁回纽约的科宁，她父亲担任了长老会的牧师。1875 年，她在 21 岁时，从艾尔米拉学院毕业。此后 3 年，她在纽约的公立学校教书，同时从事传教工作。1878 年，她开始在与纽约妇儿诊所有联系的妇女医学院学习，并于 1882 年从该学院毕业，获得医学博士学位；同期获得艾尔米拉学院的文学硕士学位，1917 年又获得法学博士的荣誉学位。

画面：赖马西年轻时的照片……

1882 年 8 月，她被长老会海外传教会任命为派往广州的传教医师，斯图本的长老会承担了对她的财政支持。赖马西这位美国姑娘，拿着刚刚到手的医学博士文凭，怀揣救世的火热宗教理想，向家人亲友告别，只身匆匆上路，乘船跨越重洋到一个全然陌生的国度，决意以自己所学服务那里的人民。1882 年 10 月 19 日，她抵达广州，来到博济医院工作。

她抵达广州后，与在真光书院工作的那夏理（Harriet Noyes）女士，一同住在美丽珠江边上博济医院隔壁的真光书院，并在真光书院开始学习中文。她在短时间内掌握了并不易学的中文，为她以后与当地人沟通，开拓中国妇产科领域，医治当地妇女的病患，在医校传授医学科学，编制适合当地人的盲文，办盲童学校，打下良好的语言基础。她在学习之余，也到博济医院协助时任院长嘉约翰医生做一些工作，开始了在中国行医传教的历程。

画面：赖马西与嘉约翰等人的照片……（拉近）赖马西特写……

1883 年，在医院院长嘉约翰赴香港的短暂期间，由赖马西、老谭约瑟医生和韦尔斯（Wales）医生共同管理博济医院。赖马西分管医院的女病区。在当时的中国社会，妇女受传统礼教束缚，避讳与非亲友的男性交往接触，因此女性的"病人们喜欢有跟她们同性别的医生，好处是比较容易使之了解自己的病情。中国上流社会的妇女宁可忍受疾病带来的大量痛苦，而不愿接受现代医学诊断和治疗疾病所需的一切。大多数家庭中女性成员的深深的无知——羞怯和与世隔绝，为这位女医生在中国开启一个无限宽阔的领域"。在当时深受传统束缚的中国社会，女医生极为稀缺，从现有资料可知，赖马西是近代广州一带最早出现、受过高等医科训练的女医师，她作为一名女医生起到了男医生所不能替代的作用。她到中国后，首先在当时中国医学领域中最缺人才的妇产科施展才华。

就在这一年，由博济医院人员使用器械接生的病例有 4 例，其中 3 例病例就由赖马西施行。最成功的 1 例病例，产妇开始阵痛仅 24 小时，孩子就得救。其余 3 例中，1 例病例痛了 4 天，1 例病例痛了 3 天，还有 1 例病例痛了 2 天。赖马西还在同年对 1 个死于卵巢瘤的妇女做了尸体解剖。她也曾经协助完成 1 例成功的卵巢切开手术，这位女病人在医院留医 2 个月后康复。

在管理博济医院与博济医院所办西医校的医学会于 1885 年 1 月召开的会议上，博济医院的老谭约瑟医师推荐赖马西为医院的女医师，医学会立即接受——这会"有更多的女病人来就医"。医学会还考虑到，随着更多女病人来医院就医，就会需要更多的食宿条件。确定如属需要，医院获准用 300 元款项来建立新的病区。

赖马西除了负责医治医院里的妇女患者，还在广州十三行一座属于长老会的房子里开办了一间诊所，主要诊治妇产科病患。从 1885 年 2 月到 10 月，这间诊所每星期开诊 5 个下午。但是 10 月份以后，每星期只有 3 个下午开诊。一个房间专门用作礼拜堂或候诊室。赖马西原以为会有更多的妇女利用这个机会来找女医生看病，不过这间诊所没达到她所期望的成果，十三行诊所的就诊人数，在诊所存在的 3 年半时间里一直不多，这是因为当时中国妇女受传统礼教束缚不愿到陌生洋人那里看病。1888 年 6 月，诊所关闭。不过，她被邀出诊倒是不少，但她们对找洋医生诊治还是很迟疑，常常不能及时请洋医生看病。有一名待诊的妇女，在赖马西到达她身边的时候，已经去世了 4 个小时。还有一次，赖马西赶了 60 多千米的路，其中有一段路是坐轿子，但是赶到患者处时病人已经死了。赖马西看到当地不少患者因缺乏医学科学常识而延误了治疗，非常难过，尽可能通过自己的努力救治病人，并在救治过程中，让医学科学常识在当地人中特别是妇女中间传播开去。

画面：晚清时广州城郊的照片……

当时距鸦片战争爆发的年代不远，这场战争带来的动荡还在延续，广州社会并不安定，时有大大小小的动乱与战事，城郊及乡村一带更常有匪盗出没，一个年轻女医生远途出诊很危险。而且，由于西方列强从鸦片战争开始到当时一直在侵略中国，广州更是一直处于中西交战的前沿并蒙受一次次灾难，当地不少人对西方人士切齿痛恨，因此赖马西不分昼夜远途出诊尤其凶险。然而，赖马西没有因环境危险不出诊，无论阴晴风雨，只要有病人需要出诊，她就去。她的工作极端繁重，医院本身人手非常不足，女医生更稀有，她唯有不管白天黑夜地工作。

这时，赖马西已是中国妇产科权威，以她卓越的学术成就，重大的医疗服务成果，在中国医学界有举足轻重的影响。她更言传身教，将自己所学及经验传授给中国人，尽最大努力为中国培养出医学专业技能高，有使命感、责任心的医护人员。当然，赖马西这样做也是为了找帮手帮她摆脱医治、出诊，管理事务、后勤，甚至夜里开门都要自己来的困局。她满怀赞赏地提到的一位吴夫人，就是博济医科学校的毕业生，这更让赖马西决心培养更多正式学校毕业的高级医疗与护理人才，她尤其着力于对女医护人员的培养。赖马西在博济医院所办西医校主讲"妇科学"和"产科学"，并常年带领女学生进行医学临床实践，积极推广新法接生。这为培养中国女医疗护理人才，推动中国妇产科的学科发展做出历史贡献。

她全心为患病的中国妇女服务的努力以及取得的成果，使当地人对"番鬼"（当地人对外国人的俗称）的医术医品疑惧渐减，他们看到这个"番鬼婆"还真有两下子。她医术上的声名渐大，求诊的人多了起来，只是其中许多出诊请求都来得太迟了。"这些病例中的死亡，不仅由于未能适时地寻求有能力的帮助，而且也由于未能遵照医生的吩咐做好后续的照料工作；还有就是分娩前受到接生婆不当措施的伤害，或者分娩后受到亲友或本地医生不当措施的伤害。"

到 1889 年，赖马西通过对家庭的上门出诊，取得重大成果。当然她的医疗服务带有明确的传教目的。她已经应邀遍访了居住在广州的几乎所有高级官员的家庭，上门为家属看病。不过在她的工作中，以医术服务中国人还是占第一位。由她这样一位女医生去为妇女诊治妇科病与提供产科服务，显然让当时受传统礼教束缚的中国妇女及其家人放心。这有利于为中国妇女提供诊疗产育服务，对传播有关妇科病的科学知识，破除旧有生育陌习起了很大作用。到医院求诊的女病人日渐增多。

赖马西感慨："产科的活儿是我干过的工作中最难受的。这些病例占用我的时间比任何别的病例都多，而且常常要在深夜或者最不凑巧的时间出诊。到马涌（Ma Chong 的音译）一路上要乘小船，然后又坐轿子。回程则坐客船。这意味着要度过一个累人的长夜。吴夫人去过石头村（Shek Tau village）1 次、南岗（Nang Kong）1 次，去过路头（Lu Tau）2 次。每次旅程都要花去一天中最好的时间。街上的大门晚上很早就关了，而且关得特别严实，所以天黑以后如果有人来求医，几乎一直都要我跑去开门，由此造成的延误常常是最令人难受的。这个助手，吴坤夫人（译音）……又忠实又能干，在所有工作中一直是我说不出的慰藉。如果一名医学班的学生能有一个传教医师一半的用处，我们就会觉得遭遇过的所有麻烦都得到了很好的回报。"当时赖马西所在的广州一带，处于近代以来中西争战的前沿，也是当时中国所有大变革大动乱的策源地，鸦片战争、太平天国、康梁变法、孙中山的革命……都在这一带发端，一般的事变兵乱更多，社会治安差，劫杀绑票时有发生。出于对当时列强侵略的愤恨，当地有些人曾烧毁、砸抢过外国人开办的博济医院。所以在医院里呆着并不安全，入夜医院即刻牢牢关上门，医院里一般人，听到敲门声就已提心吊胆，缩到一角，更别说斗胆去开门，只能由唯一驻院的赖马西医生开门瞧瞧，看到有病人，这位女医生就将其迎进医院救治，要出诊她就带上医疗用品出门，走进夜幕中……

赖马西一开始在中国工作，就立即从事医疗需求很大的妇产科服务，工作极为繁重，到 1890 年她实在撑不住了，回美国休息，由富马利医生代管女病区。赖马西在 1891 年 9 月又回到中国，再担负起管理女病区的重责。

到 1894 年，由赖马西主导的"女医生上门出诊已经成为医学会工作中最重要的部门之一。本地医生并不掩饰他们对近代产科学一无所知，事实上也从来没有人请他们去看这样的病例；除了把把脉之外，他们什么也帮不了忙，只有把痛苦无助的产妇留给同样无助又无知的人去照顾；这个事实表明技术协助在所急需。这项医疗服务的数量逐年增长……1884 年求助的有 6 例，1885 年为 13 例。今年……是 162 例"。这段记述虽有对中医的偏见，但也说明赖马西的工作对当地妇产科事业举足轻重。到 1896 年，赖马西出诊 508 次，上门为女病人看病，其中有一半以上是生小孩的病例。经过赖马西坚持出诊服务，当地人对西医逐渐信任起来，到博济医院的求诊人数迅速增多，赖马西的工作愈显重要。

赖马西与中国的女医生艰苦备尝地为当地妇女求医者服务，取得了重大成就，亦开拓了中国妇产科的学科领域。她积极在中国投入人道主义事业中去，直至年迈退休回国。她为当地当时由于传统礼教束缚而治病难的妇女行医治病，救治难产妇女及新生儿，救助盲童。

赖马西在医院工作到 1897 年再次回美国休假，逗留了两年，也许跟她筹办盲童学校有关，这段时间由富马利代管女病区。赖马西于 1899 年回中国后，辞去博济医院的工作。

二、开办盲童学校

画面：清代女盲童照片……博济医院……

赖马西后来回顾激发她当初筹建盲人学校的动因："她于 1882 年到广州博济医院工作，该院最初是由眼科医院发展而来，此时仍有许多眼科病人，盲女的悲惨处境让她产生了开办盲人学校并传播福音的想法。在其中她特别提到两件事：一件事是在院治疗后的盲女不愿回家，哭诉将被抛弃或卖掉的命运；另一件事是对于一个悲伤的卖唱盲女的描述。在时隔二十年之后，赖马西非常清晰地描写了由一位老妇人所牵引的盲女的黯然情形，可见她对此的印象非常深刻。"面对命运悲惨的失明女孩，她心碎了，悲悯使得具有基督教救世使命情怀的赖马西挺身兴办盲人学校，走进她原本一点都不熟悉的盲人教养领域。于是，她离开博济医院，进入一个她认为更重要的领域。

"1889 年，人们从垃圾堆里捡到一个流浪儿，送到医院来医治。当救人者发现这女孩失明的双眼没有治愈的希望时，想把孩子送回垃圾堆去；但是赖马西医生说，'你把她留在我这里吧。'于是盲童学校就这样开办了。不久，人们就救了四个失明的小女孩，她们被送到嘉约翰夫人的医院学校，教她们怎样记忆。"

赖马西 1890 年回美国时，嘉约翰夫人负责照料这些小女孩。赖马西为解救这些身世悲惨的失明女孩，四处呼告求援。在美国的朋友们听说了这些女孩的悲惨境况，纷纷解囊相助。赖马西回到广州后，很快就雇请了一位丹麦女士奈普鲁（Nyrup）来照料这些失明女孩。一位在巴陵会育婴堂受教育的盲人教师被请来教授凸字盲文、音乐、编织等科目。起初，赖马西在广州河南租了一栋本地房子做学校，后来迁校到澳门。4 年后，奈普鲁由于身体健康原因不得不回美国，盲人学校也就回迁广州。真光书院腾出该校一座楼房的 4 楼让她们暂住，直到毗邻的能够容纳 30 名学生的新房子建成使用为止，房子是由抚养人巴勒特（Butler）小姐捐建。赖马西和来探访她的老父亲在 1896 年从医院迁出来，搬进盲人学校的新楼，以便更好地管理盲人学校。赖马西不在的时候，巴勒特就负责管理学校。赖马西在 1899 年回到中国后，就终止与医院的关系，以便投入全部时间适应学校发展日益增长的需要。这间学校称为明心书院。这个名字是由那夏理提议而取的。

赖马西原来所学的专业是妇科和产科，原本准备终生从事妇女儿童的医疗工作，因此她办明心书院前，对在盲人教育方面了解甚少。但她非常刻苦耐心地自学有关知识，以便能够教育及帮助这些无助的失明女孩。赖马西为编创汉字盲文，自己先学会盲文，然后运用自己掌握的汉语言文字，将盲文译成汉字。虽然，赖马西编创汉字盲文前，已有汉语盲文，但从现有资料中并没有发现赖马西编创的汉字盲文是受其影响创制。

　　然而经办明心书院的事出现阻滞。苏精在他的《西医来华十记》提道："赖马西于 1897 年 2 月写信向长老传教会要求，让她从在博济的诊金收入中每月支取 32 元，租用位于博济旁边一户宽大的新建房屋，作为她自己的住屋、明心书院的校舍，还有多余空间分租给博济医学班的几名女生住宿，其中明心的部分由书院经费自付，如此她便于兼顾博济的工作和照料明心书院。博济医院本来是免费医疗，自 1880 年代开始向病人收费后，诊金收入由长老传教会和在华医药传教会分享，长老会得到的一部分并不归于医生个人，而是作为广州布道站经费的来源之一。赖马西认为这 32 元是她在博济为长老传教会挣得的收入，其中包含她在夜间辛劳出诊的代价，因此她认为传教会应该会同意才是，而且广州布道站也已经同意了她的要求，没想到却遭到传教会的驳回。理由有两点：一是布道站年度预算中没列这笔钱；二是她花了太多精神力气在明心书院上。传教会秘书劝告赖马西，希望她专注于自己热爱的医疗工作，不要分心于其他如明心书院的事。这让赖马西非常意外也很不服气。首先，所谓预算中没列这笔钱，同一时间博济的男医生关约翰（John M. Swan）申请以他的诊金收入购买一副显微镜，也未列在预算中，传教会却同意了，如此因人而异让赖马西觉得不平。其次，秘书要她专注于自己热爱的医疗工作，不要太分心于其他事务，赖马西回答：'我的第一也是主要的信念，不是医疗工作，而是带领人们信奉基督。'事实上赖马西先已签约租下那户大房屋，她和明心书院也已经迁入了，而每月 32 元的房租超过她的月薪 50 元的一半，传教会既然不准她动用公款，她决定要自助天助，离开博济去想办法筹措。"

　　赖马西长期为建立有较为完备校舍的盲童学校奔走呼吁，竭尽所能。1889 年起，最先在博济医院内收养盲人幼女 4 人，被送入医院附设的女塾读书。1892 年，在校人数增加，于是在广州仁济街租赁房舍建盲人学校。

1906 年赖马西购买土地来建造一座新楼，1910 年新楼建成，学校从此扩大。1912 年，赖马西在广州芳村购地 2 万多平方米建新校舍，学校规模扩大，建有教学楼、办公楼、宿舍楼，设立校董会负责管理盲人学校，命名为私立明心瞽目学校，呈请立案。这得到广州市教育局的支持，准予立案，并拨付经费，以资补助。初办时只招收女童，后兼招男孩。这使失明的儿童，有入学机会，亦学到谋生专技，深得社会赞许。在赖马西来华 25 周年的时候，斯图本的长老会还给盲人学校捐送了 1 架钢琴。

画面：清末民初的广州……唱粤曲的盲人歌女……珠江河面的"花艇"……

"在 1912 年，警长送来 73 名盲人歌女，同时每月也送来她们的费用"。当时广州的盲人歌女大都非常悲惨，以卖唱艰难为生，不少人堕入色情行业甚至卖淫，被黑道控制，饱受欺压剥削，也受尽了社会冷眼欺侮，到年老无依无靠，晚景极为凄惨。她们的悲惨遭遇，更坚定了赖马西无论多么艰难都要把盲人学校办下去的决心。她开办的盲人学校，大量接收盲人歌女、被遗弃或流浪的失明女孩，让她们学到文化和能在社会有尊严地生存的技能。

那些从明心书院毕业的人，基本能独立谋生，不少成为对社会有贡献的人。有 1 份资料载述，1908—1932 年共有 111 名女生毕业，其中结婚在家的 18 人，从事乡村传道的 12 人，在明心书院任教的 7 人，在普通学校任教的 6 人，在盲人学校任教的 9 人，在明心书院从事手工的 11 人，死亡 10 人，在父母家的 6 人，从事家务工作的 5 人，在医院从事按摩的 2 人，在政府盲人机构的 5 人，普通学校服务的 1 人，结婚后仍从事布道的 1 人，在明心书院服务的 12 人，在船上布道的 2 人，在医院布道的 4 人。另外有男生 17 名，无准确统计，主要在盲校或在政府为盲人开设的机构中任职。另一份资料则载，从 1908 年至 1934 年，共有毕业学生 114 人，在校学生 101 人。毕业生中，任小学教员的 8 人，任瞽目学校教员的 16 人，医务工作者 2 人，手工艺者 23 人，传道士 16 人。两份不同资料载述的内容虽有出入，但大致相近，都表明学校已具一定规模，明心书院培育的毕业生，已经可以掌握自己命运，其中不少人成为从事盲人教育的专业人才，明心书院对他们、对社会带来福音。

画面：广州市荔湾区芳村隧道口的明心路（渐隐）……广州芳村明心瞽目学校的旧照……

明心书院旧址现在靠近广州市荔湾区芳村隧道口的明心路。在这条因明心书院得名的路上，当年盲校早已做它用，建筑风格形制已变。一道铁门紧锁。入门内，往左行数十米，一座透着民国时期西式建筑特色的 3 层楼房孤独寂立，楼房砖木混合结构，外形总体为哥特式建筑风格，清水红砖墙、木楼板木屋架、首层拱券廊、楼顶女儿墙，铭留岁月磨洗的西式图案灰塑仍见精美，这就是赖马西艰难创建的广州第一所盲人学校。这应是当年盲人学校现存的一栋主教学楼。由于年代久远，并且多次转变用途，似难觅当年明心书院的人文痕迹。不过，在这座老建筑里，可以发现整座楼房的 21 间房没有一处门槛，而在传统中国建筑中门槛必不可少，在 2 楼和 3 楼还可见明心书院时代保留下来的木质楼板，每个房间的所有楼板都横向指着一个方向——房门，而且两块楼板间都凹凸不平，很像今日的无障碍通道。

明心书院是中国最早创建的盲人学校之一。它经过书院创建者与继任负责人的精心完善，成为中国盲人学校的范式之一，亦是在中国社会开展盲人福利事业活动的一次成功的示范，具有中国现代福利事业开拓性典范意义。明心书院历经困苦，经历停办、迁址、更名以及种种困难，长久续办。

赖马西创建及管理"明心书院"的一个重要创举，是将一项近代社会公共福利事业举措与新兴社会公共福利事业机构联结起来，纳入近代公共福利事业体系中。当时在中国社会体制变革之风兴起的大背景中，广东地方政府逐渐将公共卫生管理纳入政府职能。20 世纪初，清政府实行"新政"，参考当时西方国家制度改革旧官制，建立警察制度，并涵括卫生行政制度。赖马西在创建明心书院及维持这所盲人学校的过程中，积极主动与当时负责管理公共福利事业的当地警务机关及其警务人员密切联系，运用体制之力维持盲人学校的运作。

赖马西在中国行医与建盲人学校 46 年，将自己的一生贡献给中国的医疗卫生与福利事业，尤其为开拓中国妇产科与盲人福利事业奋斗不已，鞠躬尽瘁，个人别无他求，终身未婚。终于，她感到精疲力竭，才悄然从为之奋斗了一辈子的中国事业中退下来，离开她一生主要工作生活之地——中国。1928 年 7 月，赖马西返回美国退休。1933 年 1 月 14 日，她在美国加利福尼亚州洛杉矶帕萨迪纳市过世。

画面：珠江水在奔流（画外音：女声粤曲轻唱）……

三、富马利及其行医事业

富马利（Mary Hannah Fulton，1854—1927 年）于 1854 年 5 月 31 日出生在美国俄亥俄州阿什兰，曾就读于威斯康星州阿普尔顿的劳伦斯大学；1874 年毕业于密歇根州 Hillsdale 学院；1877 年获硕士学位，随后任教于印第安纳波利斯的学校；1880 年又进入宾夕法尼亚女子医学院学习，获得医学博士学位。

画面：富马利在中国的工作照……

1884 年，年届 30 的富马利，受基督教美国长老会差遣，前往中国行医传教，在下半年到达广州。她的兄长富利敦牧师夫妇，作为传教士已经在这里生活了 4 年。富马利一到广州，就被介绍给赖马西医生。"由于赖马西医生是这个省里除了我之外唯一的一位女医生，所以我很想快点见到她。她很好，来看我，还邀请我到博济医院去参与一些重要的外科手术。

在这里我见到了嘉约翰医生，他是著名的医生。他是这所广州最大的医院的负责人。医院能够容纳约 300 名病人，对那些付不起钱的穷人不收任何费用。医院每年治疗 2000 名门诊病人，做 2000 例外科手术。前几天，赖马西医生让我陪同她到一个病人家中去。一个女医生对中国的妇女来说有重大的意义，因为中国女人不愿意让男医生为她们看病。"她提到的嘉约翰，时任博济医院院长，也是博济医院所办西医校的负责人。赖马西则是广州的第一位女传教士医师。这两个人对富马利以后创建女子医校有重大影响。

富马利初到广州时，"惊讶地发现在世界的这一部分竟然有这么多有趣的人！"对这片土地生发亲切感。当时正赶上中法战争爆发，中国时局非常紧张。她在从香港到广州的一路上看到，"一个兵手持出鞘的剑，整天站在通往下面中国乘客船舱的楼梯顶端，说明来自下面的攻击随时都有可能发生……那时候所有外国居民都被迫到英国船只上寻求保护。我到达后几个月内，传教工作近于瘫痪。到城里的教堂里去讲道必须带着护照"。富马利真诚地从基督教救世使命与人道主义的立场出发，到中国为当地人服务，并把西方先进科学文化引进中国，然而她站在西方国家的立场上，不能理解中国人民反抗外国列强侵略的激愤及某些人的过激言行。

然而，这也从一个侧面揭示了中国现代化进程的复杂性，为了抵御当时比中国强大的西方列强扩张，中国人向西方学习先进科学文化，包括西方传教士医师引入的医学科学，开启了中国走向现代化之路，但部分国人出于对西方列强扩张的愤恨，又排拒阻滞西方科学文化传入中国。这是富马利在华行医传教、传授医学科学的活动，一直面对抗拒的原因。

富马利是一个非常果敢并颇有决断的女性。一般的来华传教士医师都得先学习一下中文，熟习环境，再开展工作，她却在中国不到一年，就陪着她的兄嫂和他们的小女儿前往广西桂平。他们取道溯江而上，要走 600多千米，在路上走了 18 天。他们到达那里时，当地还没有一个传教士。广西是太平天国起义发难的地方，他们到来时这里正处于中法战争的前线，当地时局危乱。"在桂平，富利敦成功地租到一间小房子。借助于行医，他认为我们能够在城里站住脚跟。"

富马利和她的嫂子是最早进入这个城市的白人妇女。当然，她们到处被人们尾随着，盯着看，当地人更纷纷传说她们中一个女的还是医生，于是人人都想去找那位女医生看病。"后来我们认为溯江而上找一个比较幽静的地点是明智的。但不管我们避开多远，也不管我们多么希望不受打扰，想减少尾随我们的人，就是没有任何效果。一家人家有一个小男孩，是个残疾人，很憔悴，虚弱得连小小的手都几乎无力抬起来。我开始给他还有别的从城里来的人看病。由于孩子的病有好转，他的父亲很感激，说愿意把刚刚建好的砖屋租给我们。这真是一个大喜讯。地方长官的一个代表来了，带来2只鸭子、2只鸡、4包面粉……和4包死螺。我们得到这一正式承认，感到很高兴。"

富马利在一间土屋中租到了两个房间。她把它们用作诊所和医院。她还有一位得力的中国助手梅阿桂（Mui Ah-Kwai），她曾在医院受过嘉约翰医生的培训。富马利要通过梅阿桂与中国人交流。

富马利是具有先进医疗条件的发达国家培养的高级医生，然而一到当地，却立即自己动手建起设施简陋的诊所，因陋就简开展医疗工作。一天，"一个穷鞋匠来到诊所。他双目失明已经有两年了。我告诉他我可以给他做手术，但是他得留在这里至少一个星期。他表示愿意，因此，我就把我的土房子医院准备了一下。我把房间彻底清扫过，刷了白灰。手术后，我让他躺在新床板上，每天送去合适的食物。当我给他解开绷带，他看见了东西时，他成了非常幸福的人。而我的幸福一点也不亚于他。这是我做的第一例白内障手术。我曾经在费城看过人熟练地做这种手术，但是在离开任何一个别的医生数百英里之外，独自来做这个手术，就是另一回事了。然而，他'在外面嚷嚷'了一下，很多盲人就来了。"

有一次富马利给人接生，那地方有 7 头水牛，中间只隔着一道细细的竹栏杆；她真担心那些牛会乱冲乱撞过来。"然而那个女人能跟牛说话，使它们安静下来。"富马利终于在担惊受怕中，把那婴儿接生下来。可是，"第二天早上我去看我的病人，在后院里找到了那个妈妈。当我问到女婴的情况时，她说她已经'把她扔到河里去了'。经过仔细询问，我发现这已经是用这样方法处理掉的第五个女孩了。她说她没有米饭来养大这孩子……"富马利非常难过，她在把先进的科学文化引进这里时，遭遇到当地愚昧无知的人及种种落后陋习，并且要非常小心地应对。"这里的人们非常迷信。我们一言一行都得非常小心。如果我们停下步来看看墓碑上的碑文，就会有人说我们想要盗墓。很多人相信我们拿小孩眼睛来制药。还有一些人则打听我们的眼睛能看透地底多远。"

经过富马利与兄长一家的艰苦努力，一座新医院动工兴建，并到 1886 年 5 月初就差不多可以启用。当地医疗条件得到改善。富马利医生在给家里的信中说："当你收到这封信的时候，你可以想象我们正在干干净净的新医院里，风景优美，有山有水有平地；病区里住满了病人，有人在给那些从来没有听到过福音的人们宣讲。"

中法战争爆发后，富马利辗转回到广州，于 1887 年在广州四牌楼和同德街开办了两间诊所。1891 年，她又在赖马西医生的帮助下，在花地再开了一间诊所。当富马利医生下乡的时候，就由赖马西医生负责管理诊所。富马利医生在 1897 年接管医院女病区的工作之后，一直在那里工作到 1900 年，才辞去职务。

1899 年，富马利在广州创办女子医学堂及附属赠医所。

1917 年，富马利离开中国，回到美国，在加利福尼亚帕萨迪纳的农场，归隐田园。1927 年 1 月 7 日，她因病辞世。

画面：富马利在广州创办女子医学堂、女子医院的照片……

四、创建女子医校

由于当时中国女性的特殊处境及妇女就医难的困境，中国的医学界开始创办专门培养女医所人员的女医校。

苏州女子医学院于1891年首先创建，苏州博习医院与毗邻的妇孺医院合作，设立医学班共同教授学生。当时男女兼收，同室授课，但男女分座，分道进出，是中国近代第一间女子医校。

富马利任教的博济医院所办西医学校，在1899年有女生5人。就在这一年，嘉约翰医生在广州芳村着手创办精神病院，医校里的男生都跟随他去了芳村。富马利挑起教授5个女生的担子，她带着她们在西关存善大街施医赠药，有空就为她们讲授医学课程。广东的第一间女子医校在此发端。随着富马利接触到更多的本地妇女，她们的"病死事小，看了男医生失节事大"的传统观念既让她深感无奈，又使她越来越感到应该有一所妇女医院，也坚定了她办好女医学堂，为更多的中国妇女治病解危的决心。1899年，富马利带领3名教师、2名学生，在广州西关逢源西街尾的长老会一支会礼拜堂筹办女子医学堂及附属赠医所。这是广东最早的中国早期的女医校。1899年12月12日，女医学堂的赠医所接诊了首例病人，此日亦被看作医院的首创日。当时，富马利在余美德、施梅卿两位医生的协助下开办了这所女医学校，开设于逢源中约，专门招收女生，学生不到10名，取名"广东女医学堂"。该医学校以富马利的赠医所为实习场地。

1900年，义和团运动爆发，岭南虽因中国南部地方大员实行东南互保之策而稍安，但难免被动乱波及，富马利师生几个人到澳门避乱，这时身体柔弱的富马利正受到哮喘困扰，但并未停止教学。师生在乱世中相互扶助，"广东女医学堂"的落实计划渐渐清晰。

局势稍定，富马利率学生回到广州。她从各种各样的病人那里总共筹得 2500 元的款项，终于可以在广州城西隅买 1 块地皮。"她和哥哥找到一片开阔的空地，有 200 头猪躺在那里的泥泞中。在它的北边，靠着运河，是一些低矮的小棚子；到晚上就把猪赶进小棚子里，人就睡在棚子的上边。西边是一个染坊，后面是一个军营。那里每天早上和傍晚都传出大炮的轰鸣声。东南边是邻近各区的垃圾倾倒的地方，升起一股股难闻的臭气。"

在这片脏乱的地面上，他们投入全部的钱，打下女医学堂的基础。"第一座建筑物建成于 1900 年，是一座教堂，有一些房间作诊所之用。"

这座建筑完工之后不久，富利敦回美国时，设法从布鲁克林的拉斐特教堂筹到 3000 元钱寄来，用于建造一座新的大楼。1900 年 11 月，长老会一支会礼拜堂在西关多宝大街尾建成，便借用该堂首层为校舍，广东女医学堂正式挂牌，1900 年第二届招生 3 名，学制 4 年，以粤语授课。1901 年建成女医院首座楼房，以捐款建楼的美国纽约布鲁克林教堂的牧师戴维·柔济（David Gregg）的中文译名，命名为柔济医院。

画面：清代广州西关……西关泮塘的池塘……柔济医院……医院中外女护士合照……

医院正式定名为柔济妇孺医院，是广东女医学堂的附属医院。初名"道济"，取其"传道，以医济世"之意。后因"道济"二字与"刀仔（小刀）"一词在粤语发音上比较接近，为避忌讳，院方接受清政府驻美公使梁诚先生的提议，将医院更名为"柔济"。这名字让当地人听起来更柔和亲切，亦与医院早期专门诊治妇孺患者的属性相吻合。1901 年建成第一座医院院舍，有病床 12 张，收治留医病人。

到 1901 年，医校有 40 名学生、2 位外国教师和 8 位中国教师。

1902 年，富利敦在美国向印第安纳州的夏葛（E. A. K. Hackett）先生募得捐款 4000 元，在女医校建新校舍，"广东女医学堂"改名为"夏葛女子医学校"。也在这一年，端拿（Charles Turner）夫人捐赠了 3000 元，用于收购兵营，并在这里开办了"端拿护士学校"。后来，柔济医院改名为夏葛医学院附属柔济医院。经过富马利的艰苦经营，护士学校于1904年正式建成。富马利继续在国内外募捐，兴建医院校舍，到1905年，已有医校校舍2座，医院病房为马利伯坚纪念堂和麦伟林堂2座。

　　画面：夏葛女子医学校照片……女子医学校学生照片……女学生在做解剖实验的照片……

　　"广东女医学堂"改名为"夏葛女子医学校"后，由美国长老会派爱伦博士（Dr. Allen）当校长。"道济医院"改名为"柔济医院"，任夏葛的女儿夏马大为院长。该校经费除美国长老会及美国人夏葛和端拿及其他美国人捐款外，还有不少中国人及当时知名人士，如两广袁制军、李制军、岑制军及胡布政司、丁盐运司等的捐助。

　　夏葛医学院、端拿护士学校和柔济医院的两校一院的完整医科体系成型，组成了中国第一个教学医疗科研一体化的女子医学机构，人员有8～9人，床位30张，富马利任校院总监，统管两校一院。由富马利出任学院院长及教授。在现有的史料中，从夏葛医学院的学制、办学规模、教学方式及完整配套的设施与实习基地上来看，这所医学院是中国有史以来第一所女子高等西医学府。

　　1902年4月23日，柔济医院举行落成和命名典礼。美国驻广州领事麦伟德任典礼主席，出席的宾客有清政府的将军、广东省布政司、南海县与番禺县县令等中国官员。

　　护士学校于1904年招收了首名学生李凤珍。端拿护士学校学制初定2年，从1915年起改为3年。

　　1912年5月15日，孙中山亲临夏葛医学院的学生毕业典礼，并视察柔济医院。

　　画面：孙中山亲临夏葛医学院照片……

　　画面：夏葛医学院的《本院史略》照片……夏葛医学院所用教材的照

片……夏葛医学院章程的照片……

富马利创建这所女子医校的立学宗旨有着明确的宗教目的：以耶稣真理为体，以新学救人为用。欲来学者，须为本国妇女，及其学成，以天道救人之灵，以医道治人之身，振兴世界，扶植国脉，并非别开生财门路，愿学者毋忘此旨。然而又有着现代文明的特征。医校学生的资格规定为：尊重人格，不能为富人培养侧室，故凡妾侍之流，断不收录；学习功课繁重，非专心致意不能进步，故已嫁而有家累者不录。学习研究的学问，颇多深奥，脑力未长足及文字不通顺者，断难胜任。故凡来学诸生，须年足18岁，对本国文字能读能作，又略明各种科学者方能入选。如资质过钝，不能追上学科，或品行乖张，不堪造就者，本校必须请其退学。凡由外省来学，如文字通顺者，可以收录。当时学生的来源，一是通过考试招收有中学文化水平的女生；二是由教会介绍，推荐入学。

医校所收学杂费高昂。①学费。修金每年80元，一次交足，如财力有困难者，可分两期缴交。化学班另加收材料费10元。②房租。每年12元，进校时交6元，余下学期交足。③膳费。每学期25元，于开课时交足。④堂费（包括电灯、洗衣、茶水、工什等费）。每年18元，分上、下学期交。⑤照费。学生卒业领照时须补回印照费5元。⑥书籍。4年统计约需30元。收费以港币计。收费标准提高较大，每学期学费达港币500元。由于收费高昂，非富有家庭的女儿，无法入学就读。

学制规定为5年，4年本科学习，1年实习。每年1班，循序渐进。

第一学年，全体学、体功学、化学、显微镜学。学生于实验上，须将全体各端，一一研究。化学试验，一一精练。读书贵熟，经验须多。第二学年，进级全体学、进级功体学、进级化学、进级显微镜学、药品学、皮肤学、牙科学、卷带缠法学，此年内学生须入诊症房临症，其余实验如上年。第三学年，进级药品学、产科学、外科学、内科学、病体学、诊断学、寄生症学，此年内学生须入药房配制药品，入割症房考察割症之理法，晨昏随医生入医院诊症，及随应聘医生出外接生。第四学年，进级外科、进级内科、进级产科学、儿科学、眼科学、临床外科讲义、临床内科讲义、断讼医学及卫生公学，此学年试验的功课，一如上年而进一步，即随同医生出外助理接生。此外，课程还有英语、拉丁文。基督教《圣经》列为必修科。该校制定许多规章制度。

考试及积分。每逢礼拜六那天，将各科学课轮次小考1次，上学期及下学期结束时，将各种学课各大考一次，唯下学期散学时兼考全年或上年工具课。每日上课的分数及年中小考、大考的分数统于下学期散学时计算，榜列积分以励勤惰。如积分少于本科所定，则下年仍须留在原班再学。倘某其虽读完科，但其在大考时分数不及格，则下学期进学时，虽能升级，然此不足分数的科，仍须在学班再学，直至该学期大考时，其分数及格方算此科毕业。

医照及奖赏。学生除年假外，没请假或缺课，又每年功课俱完尽者，于卒业时，由校发给医照一轴，以为成材之证。学生于毕业时，将4年的积分合算，最高者，除给照外，可给予物质奖。每班于年终考试积分最优及练习时留意者，奖给医科器具，以鼓励学生勤奋。

堂规。注意学生品行，以养就医生的德性，因而各室俱有规条。其大意是禁烟酒、戒谎言、洁净整齐、勤习依时等。

学生规定要寄宿，在学期间不准结婚，否则勒令退学。还规定学生不准参加社会活动，但又必须参加宗教活动，每天必须参加早、晚祷，星期天要到教堂听牧师讲道。

由于该校收费高昂，历届毕业生人数很少。1903年的毕业生只有苏恩爱、黄雪贞2人，1904年毕业生有罗秀云、梁友慈、张星佩3人，1905年的毕业生有吴雪卿、林怜恩、梁焕真3人，1906年的毕业生有梅恩怜、黄德馨、毛慧德3人。其余连续几届毕业生都是几个人，到1911年开始人数逐步增多，该年毕业生有朱仪君、余合璧、余卉先、余谦和、关相和、黄美英、胡英、司徒燕如、谭恩怜、李德如、李玉蓉、魏翠立等 12 人。以后各届毕业生最多达 15 人。

1914 年，美长老会派夏马大医师和伦嘉列博士来华。同年，组成夏葛医学院及其附属机构的董事会。定出了董事会职责，教员执行部职责及各种会议制度。由董事会选出了第一届教员执行部，负责整个校院的行政业务管理，并正式选出富马利为校院总监，兼任医院主管，梅恩怜、李喜怜分别任医校、护校校长。

至此，校院人员及管理制度逐渐完备。柔济医院于 1914 年分布有内、外、妇产、特觉各科，病床增至 50 张，每年入院患者有 600 ～ 650 人。门诊每年约有 9000 人次。医疗业务也有很大发展，特别是妇产科。

富马利担任校长直至 1915 年。这一年，已过五旬的她离开广州，旅居上海，应中国传教医师协会之请，全职翻译医学书籍，专心从事医学书籍的翻译工作。现在尚不清楚富马利离开夏葛女医的原因，一般推测，她可能只是想要休息，女医学堂诞生后，经过她的精心管理，已经成长起来，她也可以放心离开。她一手创建的夏葛医学院、附设医院和护士学校的两校一院体系及相应的教育模式与管理制度延续了下来。

其时，学院的教员里，有 8 名美国医学博士、1 名哲学博士，教学阵容十分强大。夏马大任校院总监兼医院主管，伦嘉列任医校校长，护校仍由李喜怜任校长。

1920 年，学院学制改为 6 年制，1 年预科，4 年本科，1 年实习。

画面：《扩充校院图则》照片……

画面：1929 年夏葛女子医科大学当年学生合影……

20 世纪 30 年代初，中国各地开展收回外国人办校的教育权运动。在运动的影响和推动下，夏葛女子医学院学生，通过学生会、青年会、校友会的决议，曾经罢课 3 天，要求将学校收归中国人办理。1930 年，教会根据中国政府规定，将夏葛医学院及其附属机构移交我国自办。校名称"私立夏葛医学院"，包括附属医院及护校，并成立董事会。第一届新董事会主席为关相和医师。董事会下设校院院务委员会，作为最高行政管理机构，指定了校院院长为王怀乐，学院主任为梁毅文。医院主任为何辅民，护校主任为林蔚芳，药校主任为邵艾。1932 年，学校在政府注册。到 1933 年，南京国民政府教育部下令规定教会办的医院、育婴院附属的教育机构，不能有教育权，要向政府立案，成立董事会，规定董事长必须由中国人担任，董事中的外国人不得超过半数。学校随即改组。学校按照当时南京教育部规定重新办理立案，改名为"夏葛医学院"，学制为 6 年，开始兼招男生，附设的柔济医院亦经改组，开始接受男病人。

在建院 30 年间，继初建的两座病房后，于 1911 年建成护校校舍"夹拔堂"，于 1915 年建新平房 1 间，至 1917 年加建 3 楼，于 1923 年在夏葛两座校舍拆除的原地建成富马利堂。1924 年，建膳堂一座，陆续建造外国职员住宅及护校学生宿舍 4 座，并于 1929 年购得紧接校院南边的"路得"校舍大小共 4 座。因此，在华人接办时已有房屋 14 座。并在此基础上，准备建造医院新病楼。

1936 年，夏葛医学院与岭南大学医学院合并为孙逸仙博士医学院。夏葛医校的学生遍布海内外，在医界颇具声望。

参考文献

[1] 陈小卡. 西方医学传入中国史. [M]. 广州：中山大学出版社，2020：92 - 162，475 - 476，626 - 631.

[2] 嘉惠霖，琼斯. 博济医院百年 [M]. 沈正邦，译. 广州：广东人民出版社，2009：146 - 158.

[3] 苏精. 西医来华十记. [M]. 北京：中华书局，2020：64 - 87，95 - 106，261 - 262.

第九集　纳入国家体制内的西医传播
与中国医学科学的发展

画面：渤海湾……渤海的海浪……大沽口……19世纪天津……

画外音：鸦片战争后，1860年天津被辟为通商口岸，天津成为中国北方对外开放的窗口与中西交汇的前沿，为近代中国洋务运动的重镇。天津在军事、工商经济、通信交通、教育司法等方面的近代化建设走在全国最先列，成为当时中国北方最大的金融商贸中心，尤其是运用建制的力量和条件推动近代化较有成就。天津在引进近代西方医学科学方面也走在全国前列，而且善用国家体制力量来推进医学科学的近代化，其中洋务运动和清末新政推动的现代医疗、现代医学和公共卫生管理的发展，在其时有着创新性与先行性特征。鸦片战争后，中国缓慢地建立起中央与地方的卫生行政机构及管理制度。当时中国，在中央没有独立的卫生行政机构，地方的卫生机构更不完备，但经过长期努力渐渐建成近现代卫生行政体制。中国近代化的官方卫生行政机构的创设，滥觞于天津……

一、马根济与天津最早的西医院

近代西方医学传入天津始于1861年的英国驻屯军军医院，后改为伦敦会施诊所，由传教士医生马根济主持。他办医于津，其目的为传教。直隶总督、洋务大臣李鸿章于1880年在天津办北洋养病院，后设医学馆（即北洋医学堂前身）。在这所学校读书学医的有1000多人，留在天津行医的多数分配到水师或从事教学工作。

英国伦敦会医学传教士马根济（John Kenneth Mackenzie，1850—1888年，又译：约翰·肯尼思·麦肯齐），在 1850 年 8 月 25 日生于苏格兰雅茅斯，于 1888 年感恩节凌晨在天津去世。马根济出生在一个虔诚的苏格兰基督教家庭，于 1874 年在英国布雷斯顿医学院完成了学业，并于爱丁堡医学院取得了皇家外科医学院医师和皇家内科医学院医师资格。这时，通过返英传教士的介绍，马根济得知在中国患眼病的人很多，为了使自己获得这方面的知识，马根济又进入英国伦敦皇家眼科医院学习。马根济于 1875 年 4 月 10 日由英国启程，同年 6 月 8 日到达中国汉口。马根济和夫人在汉口生活居住了 3 年半，后来因妻子无法适应湖北炎热的天气，马根济夫妇经上海乘船北上，在 1879 年 3 月中旬来到天津。马根济来天津以前，西医在天津尚未得到社会各阶层的认可。

画面：鸦片战争时期的天津……洋务运动时期天津照片……

第二次鸦片战争后，英法联军进占天津。1861 年，英国驻屯军在紫竹林开设军医诊所，有平房数间，除给外国驻军和洋人看病外，也接诊中国人。1868 年，转交给英国基督教会。这是天津最早的西医院。

据说李鸿章的妻子身患重病，多方求医都不见好转。最后，1879 年 4 月，李鸿章函致美国副领事毕德格，让其代请在北京的美以美会女医生郝维德为妻子治病，疗效不错，李鸿章继续聘请外国医生。当时马根济和女医生郝维德到李府出诊，经他们精心治疗，李鸿章夫人痊愈。从此，西医学得到了李鸿章的信任。1880 年，李鸿章广集资金，在法租界紫竹林一带的海大道（Rue de Takou），"兴建了 1 座庙宇式建筑"，将当时的施诊所扩建成"基督教伦敦会医院"。

画面：李鸿章照片（渐显）……洋务运动时期的天津……马根济的照片……伦敦会施医院（总督医院）画像……

清光绪五年二月（1879 年 2 月），英国基督教伦敦会派遣马根济由汉口赴天津担任基督教伦敦会医院院长，他在任职期间建议时任直隶总督兼北洋通商大臣的李鸿章增加医院设备，扩充业务并创办西医医学馆，李鸿章接受其建议并于清光绪六年（1880 年）在天津法租界海大道在基督教伦敦会医院原有基础上建立伦敦会医院新楼并被命名为"伦敦会施医院"，也被称为"天津医病馆"或"天津养病院"，当时俗称"总督医院"。新楼为一座殿阁式和歇山顶式中式建筑，同年 10 月 29 日医院正式开业，李鸿章主持有 300 多人参加的医院开幕典礼。医院成立之初设有为天津当时权贵和其家属服务的头等病房和设在大地下室可容纳 30 多张病床的三等半费病房，此外，医院还设有挂号房、司账房、割症房、养病房、药房等。清光绪十四年二月（1888 年 2 月），马根济去世。英国基督教伦敦会便先后派人来伦敦会施医院主持工作。

二、北洋医学堂

画面：李鸿章的《医院创立学堂折》照片……

据文史资料记载，中国最早的公立医学堂是北洋医学堂，这是中国政府最早自办的西医学堂，亦称天津医学堂、天津军医学堂。其前身是 1881 年直隶总督李鸿章在北洋施医局创办的医学馆。该馆聘英国伦敦传教会医生马根济为医师，招收学生分甲、乙两种。甲种学制 4 年，乙种学制 3 年。这是中国官办西医教育之始。医学馆的英文名为"总督医院"。附属医学校于 1881 年 12 月 15 日开学，有学生 8 名。由驻在天津的英美海军中的外科医生担任教习，临床教学在总督医院进行。李鸿章从省军防经费中支拨该校的全部费用。第一班学生至 1885 年毕业时剩 6 名学生，都被授予九品文官，领五品或六品衔，2 名高材生留校充任教师，其余派往陆军岗位或海军军舰，成为随军军医。第二班学生都是香港师范学校的毕业生，于 1883 年入学，1887 年毕业。第三班学生共 12 名全为香港中心学校毕业生，但由于有的学生因英文程度低而延长了学习年限，其中 2 名转入电报学堂。

1888 年，马根济医生去世，总督医院被伦敦传教会收购。

近代医学科学被引入中国国家体制内，对中国近现代医疗体制与公共卫生体系的初步形成有根本性的影响。由于中国有着两千多年高度集权制的延续，从中央到地方都由政府主导社会运行，重大的社会活动皆在政府主导或参与下开展，这种社会运行模式至近现代一直未变。因此，中国医学的近代化及西医的引入，必须在政府机构主导或积极参与下才能大规模地开展并取得较大成效，并且最终形成中国的近现代医学体系。北洋医学堂的建成，显示中国医学近代化的进程发展到可借助国家体制来推进的关键一步，为中国医学加速近代化及促进西医引入中国做出重大贡献。

1893 年，清政府接办天津医学馆，附设于李鸿章创办的天津总医院内。该医学馆主要造就海陆军外科医生。天津总医院副医官林联辉任校长，天津税务署英国医官欧士敦监督一般医学事宜。教习均由医学生出身、已充医官者担任。学生以 20 名为额，挑选极为严格。按西方医学校标准，设置生理学等多门课程。重视"临症"，课堂学习半年，医学门径略能领悟后，即按日轮班，随医官往医院诊视。学习年限 4 年，学成后发给执照，准以医学谋生。1915 年，天津医学馆被改名为天津海军医学校。1930 年停办。这所西医学校是在晚清富国强兵的时代背景下建成。它是中国兴办高等医学教育的最早范例。该校的官办医校模式趋同于中国当时其他的官办学校模式，对后来的中国医学教育及中国教育影响深远，其某种程度的行政化和校级领导有官员级别及待遇等特征，影响到后来的中国的医学院校。

李鸿章委派法国军医梅尼在原"医学馆"基础上创建北洋医学堂，并附设北洋医院——天津最早的公立医院，专门培养军医人才。地点在法租界海大道。这是一座旧式中国民房建筑，由天津招商局总办朱其诏捐赠。有房屋 180 余间，后又添建 78 间。学堂与医院皆为衙门式的古建筑，门楼恢弘、黑漆大门，各悬横匾一块，分别为"北洋医学堂"和"北洋医院"，均为李鸿章所题写。李鸿章为该学堂题写了一副对联："为良相，为良医，只此痌瘝片意；有治人，有治法，何妨中外一家。"

学校分三道院。前院略小，系平房，有行政科室，如院长室、学监室、总务室、财会室等。门楼有一宽大板凳，有一人由早到晚在此值班。中院较大，东有教学楼，上为课室，下为礼堂。宿舍楼在西南两侧。北楼上有图书馆、标本室和储藏室，下有 X 光室和健身房。后院较大，有学生厨房和网球、篮球场等。医院是旧时平房，有走廊相通，分三道院。前院为门诊部，设内、外、妇产、五官、药房等科室。中院与学校相通，有病房数间（有床位五六十张）、手术室、高压消毒室、验光室和调剂、制剂室等。后院有化验所（巴斯德化验所，法国人教师卢梭望管理，不属医院）、动物室、解剖室、足球场、太平间和后门等。北洋医学堂属公立，学生免费入学。医学院落成后，委派英国爱丁堡医学院毕业的医学士、广东人曲桂庭为监督，复承直隶总督兼北洋大臣起奏清廷，钦赐曲桂庭"四品花翎"，官同知府。

三、近代卫生行政机构与管理制度的初步形成

画面：天津五大道上的一幢幢洋楼（摇镜头）……

1900 年夏，八国联军攻占天津，随后在天津设立了临时政府委员会，史称"都统衙门"。都统衙门设立一套近代化的政府管理机构，对天津进行近代化的整治和管理。其中设有卫生局，引入卫生警察制度、城市粪秽处理机制和防疫检疫制度等近代卫生行政制度。《辛丑条约》签订后，1902 年 8 月，袁世凯代表清政府在天津从都统衙门手中收回对天津的治权。袁世凯保留卫生局，并制定《天津卫生总局现行章程》等规章制度。依据章程，卫生局的施政范围较广，但实际施行的主要是清洁街道和参与由海关主持的卫生检疫事务。中国的近代卫生行政机构与管理制度滥觞于

此。袁世凯就任直隶总督后，组成了天津卫生总局，下设3个分局、4个传染病患者收容所。负责船舶、火车及其他各处的检疫，还负责街道、桥梁及沟渠等处的日常清扫。

画面：袁世凯在天津的照片……清末新政时期天津……天津都督衙门照片……

上海于1898年在公共租界内设立卫生处，由外国人掌管公共租界的公共卫生事务，主要为西方国家派遣来中国经营商业，设立教堂，开办医院、学校和其他活动的侨民服务。这些机构并不是清政府的下属机构，清廷无权干涉。教会大学和教会医学校听从各国的教会系统，卫生处对教会医学校的教学活动也不予过问。

画面：清末的上海租界……

晚清的近代卫生行政机构的创制与制度建立，是在地方影响中央下开展起来。

画面：清末新政时期的天津（渐隐）……（渐显）清末新政时期的京城……鸽群飞过紫禁城上空……

在清末新政的变革大潮中，类于近代化的中央卫生机构在中国出现。1905年,清政府成立巡警部，部内设警保司，下设卫生科。中国的近代卫生行政机构与管理制度开始形成。卫生科掌管事项包括卫生的考验、给凭，洁道、检疫及审定一切卫生和保健章程。1906年，改巡警部为民政部，将卫生科升为卫生司。卫生司下设3个科：保健科，职掌检查饮食物品，清洁江河道路、贫民卫生及工场、剧院公共卫生；检疫科，职掌预防传染病、种痘、检霉、停船检疫；方术科，考医、验稳婆、验药业等。1907年，各省增设巡警道，下设有卫生课，包括掌管清道、防疫、检查食物、屠宰等事项。

清政府在京师设立内外城巡警两厅，厅下面各设卫生处及官医院。外省省会的巡警机关也设卫生科，但是，这些由巡警机关附设的卫生单位，主要工作是清道和扫除垃圾。

在这一时期，政府的近代型防疫管理机构也建立起来。1902 年，清政府设北洋卫生局，后设北洋防疫局。

画面：晚清皇宫养心殿（淡出）……晚清北京皇宫全景（摇镜头）……晚清北京城（摇镜头）……北京城郊（淡出）……京畿（淡出）……华北平原（淡出）……黄河（淡出）……长江（淡出）……珠江（淡出）……（淡入）无际大海……

参考文献

［1］陈小卡. 西方医学传入中国史［M］. 广州：中山大学出版社，2020：92 – 162，278 – 284，447，472 – 474，498 – 503，511 – 513.

［2］罗澍伟. 天津近代城市史［M］. 北京：中国社会科学出版社，1993：314 – 321.

［3］天津市地方志编修委员会. 天津通志. 卫生志［M］. 天津：天津社会科学院出版社，1999：337 – 342.

［4］詹庆华. 中国近代海关医员与西医在华传播初探：以中国旧海关出版物为视角［J］. 上海海关学院学报，2012（2）：9 – 11.

第十集　中国近代公共卫生事业与防疫体系的初步形成

随着近代西方医学传入近代的中国，建立在西方公共卫生科学与预防医学科学基础上的西式近代公共卫生服务方式及制度也引进中国，中国近代公共卫生事业与防疫体系的初步形成，其中伍连德起了重大作用。

一、西方公共卫生事业形式与防疫方式的引入中国

前面的第四集提及西方公共卫生事业形式与防疫方式引入中国的源头可追溯至 16 世纪的中国明代，如葡萄牙人在 1569 年建于中国澳门的麻风病院，但其对中国的公共卫生事业形式与防疫方式影响极微。直至 19 世纪西方医学由传统医学发展为近代医学后，此时的西方医学已实现了近代化与科学化成为医学科学。在中国近代前夜，随着西方医学科学渐渐传入中国，以近代医学科学与近代化公共服务方式为基础的西方公共卫生服务也传入当地，如英国东印度公司医生皮尔逊于 1805 年在澳门、广州两地试种牛痘。以医学科学为基础的近现代公共卫生事业在广东悄悄发端，慢慢发展。在中国进入近代后，国门大开，西方的公共卫生管理体制也传入中国，如 19 世纪初在天津设立的北洋防疫局。此时，中国传统公共卫生与预防机制已不再适应进入近代后中国社会的需要，建立在西方公共卫生科学与预防医学科学基础上的西方近代公共卫生服务方式及制度，从根本上改变中国传统的公共卫生体系。在清末，类于近代化的中央卫生机构在中国出现。1910 年，中国东北发生鼠疫，次年在奉天（沈阳）特设鼠疫研究会。同时在北京设防疫局及卫生会，在山海关设检疫所。经过这次防疫斗争，

中国的近代防疫体系雏形初步形成。

　　画面：雪原中的铁路轨……白雪覆洒下的峻岭上长城……

二、中国近代检疫防疫制度的建立

　　画外音：山海关设检疫所在中国海关检疫体系建成过程中有标志性意义。然而，中国的海关检疫体系的形成却经历了曲折的历程……

　　画面：浪拍珠江岸边……矗立岸上的粤海关大楼……

　　中国在 1863 年就设立了海关医务处开展海港检疫工作，曾对防止广州、香港等地鼠疫等传染病的流行起到了一定的作用，检疫权由外国医官掌管，如 1865 年总税务司署聘请英籍传教医师德贞（J. Dudgeon）。19 世纪 70 年代之前，中国沿海 17 个港口第一批担任医务官的人员中，16 名人员是外国人，1 名人员是中国人黄宽。在中国近代海关医员中，民国以前外籍人员占绝大多数。1873 年，中国为了预防暹罗、马来等地的霍乱，在海关开始办理检疫。同年，上海与厦门先后制定检疫章程，开始实施海港检疫，由海关兼办，委派医官对疫区来船实施检查与卫生处理。上海在当年 7 月制定《上海港临时海港检疫章程》，厦门亦于当年 8 月制定检疫章程。《上海港临时海港检疫章程》是现存中国卫生检疫史上最早的一部检疫法规，主要内容有 4 条规定：疫港来船在港外停泊，由水警在旁看守，人员不得上下，由海关医官上船查验；如船上曾有人患病，该船实施检疫 1～3 日；如船上曾有人病故，该船实施检疫 3～5 日；如船上现有多人患病，易地停泊，实施必要的熏洗，检疫期限酌情而定。该章程在次年又增订为 8 条。其他港口的检疫制度也陆续建立。汕头在 1883 年菲律宾霍乱流行时开始检疫；1894 年宁波设立海港检疫所；天津在 1895 年开始实行检疫，1913 年建立海港检疫所。中国的海关检疫制度开始建立起来。20 世纪 20 年代，中国的一些城市开始收回海港检疫主权。1923 年，青岛港的检疫权移交地方政府。最先主动采取行动收回海港检疫权的是广州港。1926年，广州市海港检疫所成立，隶属于市卫生局，经过争取，广州终于收回了检疫权。南京国民政府成立后，决定全面收回海港检疫权。1930年，中国政府在上海设立海港检疫总管理处，并在各地海港设检疫所，中国有了自己的海港检疫设施。随着中国全面收回海港检疫权及其海关人事管理制度改革，海关关医已由外国人为主转变为大多由中国人担任，中国海关的检疫权真正掌握到中国人手里，从此在制度、行政、人员及技术上保证了中国海关的检疫权由中国掌握。

画面：晚清的中国铁路……上海火车站……山东火车站……东北火车站……京城火车站……天津火车站……

1904年，当时上海发生疫情，山东的营口也是"鼠瘟相继，北塘患疫尤甚"。清政府制定了《查营口鼠瘟、铁路沿途设立医院防疫章程》，规定在营口、前所、北塘和新河4处设立临时检疫所和临时医院，对过往商旅进行鼠瘟检疫。这是在国家政府开展的一次近代化防疫工作。1910年10月25日，中国东北的满洲里暴发鼠疫。为阻止疫病沿铁路线传播，清政府采取隔离交通的措施。1911年1月14日，邮传部会同外务、民政两部奏准只开行头等火车，停售二、三等车票，21日"将京津火车，一律停止，免致蔓延"。政府为严格进行铁路卫生防疫，颁布《查验京奉火车防疫章程》，规定京奉铁路在疫情暴发之际停开二、三等客车，在山海关设立临时医院，医院内部设养病房和留验所，养病房收容检疫确认染病者，而留验所为留验观察人员所居住，饭食均由政府供给。无论是中外人员，入关均要实行检疫，留所观察。章程还规定对患疫者或疑似患者进行治疗和隔离观察，对患者乘坐的车厢进行消毒，禁止皮货、皮张、毛发、破烂纸布、鲜果蔬菜、棺木以及沾有泥沙的花草和泥沙杂土等类物品入关。为防止疫病沿京汉铁路线南传，邮传部与地方政府联合在京汉路各要站设立临时医院和检验公所。天津地方政府由天津卫生局牵头，制定《查验火车章程十五条》。在开行的火车上，由邮传部独立执行防疫任务，专门延聘洋医和各医院西医学学生，分派到京奉、京汉两路，随车检验。在这次鼠疫防治中，引入西方化的卫生观念和卫生制度，重视对铁路交通的管制，成为中国近代交通防疫机制与制度建立的开端。

中国近代受近代西方医学科学与公共卫生及防疫制度的影响，逐渐形成自身的公共卫生及防疫体系。1894 年香港发生鼠疫，香港政府对民众进行隔离和检疫，尽可能控制感染者与健康人群接触，尽力避免疾病的迅速传播，防疫工作收到良好效果。对同时也在内地暴发的鼠疫，清政府采取的传统防疫措施并没有达到预期效果，这使中国人以及中国地方及中央的政府对西方的医疗和卫生措施有崭新的认识并逐渐接受，促成中国近代防疫制度与机制的确立。

在 1911 年东北暴发鼠疫期间，清政府在紧急应对处置疫情的过程中，促成了中国近代防疫机制的建立，从中央到地方建立各级防疫机构。当时，全国的防疫机构主要有奉天防疫总局、奉天防疫事务所、北部防疫分局、吉林全省防疫总局、黑龙江省全省防疫会等。此外，政府在奉天还设立"万国鼠疫研究会"，后又在哈尔滨建立"鼠疫研究所"。中央政府及各地政府还公开宣传科学的防疫方法，并制定学习法规。经过从晚清到民国初年的一系列全国范围的或地方上进行的抗疫防疫斗争，中国近代疫病防控体系逐步建立与发展起来。在东北的抗疫过程中，伍连德采用西方防疫思想和办法，严格控制交通，强制隔离病人，暂时改变中国人的丧葬方式，对病死者尸体进行火葬。

经过防疫抗疫的斗争，防疫研究机构与管理机构也在建立。1932 年，中央卫生设施实验处开办在南京。中国的卫生防疫工作还推广到边疆。1934 年，西北防疫处在兰州开设。1935 年，绥蒙防疫处在绥远开设。1936 年，蒙古卫生院开设。

三、伍连德

画面：广东台山碉楼……马来西亚槟榔屿……伍连德照片……

伍连德（1879—1960 年），近代公共卫生学家、医史学家。字星联，祖籍广东新宁（今台山），生于马来西亚的槟榔屿。1886 年，他就读于槟城大英义塾。1895 年及 1896 年，他两次考取英国皇家奖学金。1896 年，他赴英就读于剑桥大学意曼纽学院（Emmanuel College），后入圣玛丽医院实习。1905 年，他顺利毕业，获剑桥大学医学博士学位。此前曾先后获得剑桥大学文学学士、硕士，以及医学硕士等学位并多次获得奖学金。1905 年，伍连德返马来西亚，除开业行医外，积极参加华侨社会活动。他发动禁制鸦片，为当地华人争权益。1907 年他受袁世凯邀请，1908 年回国，不久被清政府任命为天津陆军医学堂副监督。

画面：茫茫东北雪原……风雪交加……

1910 年，中国东北鼠疫流行，并呈大蔓延之势，严重威胁着当时东北民众及中国人民的生命安全，情势非常危急。中国东北的这场疫情发生后，时任中国外交部交涉委员的施肇基电召伍连德进京商谈，请他领军抗疫。施肇基保荐伍连德前往哈尔滨调查病源，并扑灭疫病。被批准后，伍连德即刻出发，与助手林家瑞于农历十二月二十四日抵达哈尔滨。他随身的工作用品与物资，仅有 1 架英制显微镜及一些研究细菌必需的实验器具。伍连德的身份，最初只是瘟疫调查员，后来才被任命为从东北三省到整个山东地区的防疫负责人。他在哈尔滨首先造访当地官员余道台，发现对方对疫情不甚了解。于是伍连德等随即到傅家甸疫地查访。当地已有 2 名当地医生负责防疫，还将一处公共浴房改为隔离所。但是，疫情依然严重，农历十二月二十五日，就有 10 多人死去。农历十二月二十七日，傅家甸有一个嫁给中国人的日本客店女老板突然死去，死前有咳嗽吐血的症状。伍连德决定对其进行检验。他带着助手及检验器具前去，从死者心腔抽了两管血，又从肺、脾等组织上取样。这些工作都只能悄悄进行，尸体缝好后仍放到棺木中埋葬。然后他们用当地消毒站的一间空房做实验室，用显微镜在样本中发现大量疫菌。伍连德因此肯定：此次流行的是肺炎疫（肺鼠疫），防疫重点在于防止人与人之间的传染，而并非如防治普通鼠疫一样注重灭鼠。伍连德将这一结果报告北京当局和当地官员，要求增加人员、经费和场地，从南方征聘更多的医生到此协助，并建议中、俄、日三方合作做好铁路防疫。

画面：伍连德的工作照……

伍连德先后造访俄国铁路局总督贺威将军以及在哈尔滨的各国领事，取得他们的支持。他又参观了俄国的防疫医院，发现主持防疫的俄国医生哈夫金并未重视这种肺鼠疫通过呼吸道传染的危害，更自恃曾注射俄国制备的防疫针，整个疫区的医护人员不戴口罩。

应伍连德的请求，清政府向各医院和医学机构征调医务人员，一些志愿者应征前来。其中有一位在北洋医学堂任教授的法国医生梅思耐（Mesney），曾参加过腺鼠疫防治，路过奉天时向总督锡良提出要求，希望委任其为防疫主任，取代伍连德总管防疫事务。锡良并未同意，要求他先往哈尔滨工作。梅思耐在哈尔滨根本不与伍连德合作，反对伍连德提出的防疫的关键在于隔离的观点，坚持说疫情是由老鼠传染引起的，甚至责骂伍连德。伍连德愤而退出，回旅馆起草电稿向北京请辞。结果1天后北京回电，免去梅思耐职务，让伍连德照旧工作，领导防疫。

梅思耐被免职后，去了俄国防疫医院，与哈夫金医生合作。在这间不戴口罩的防疫医院里，梅思耐感染了疫症，最终不治。梅思耐医生死于俄国医院，令俄国当局震惊，于是开始实行彻底的隔离、消毒，封闭了1座3层楼的大旅馆，把染疫者的衣物全部取走焚毁，用大量硫黄熏烟和石炭酸消毒，同时大量制造口罩发给防疫人员。哈夫金医生这时亦不得不戴上口罩。

参与防疫的医生陆续到来,俄国方面亦积极合作防疫。这时伍连德已经完全能够贯彻其主张。当时从长春调来1160名步兵严格管制交通,又征募特别警察600名。伍连德将傅家甸分为4个区,每区由1名医生主持,并配备助理2人,学生4人,卫生侍役58人,警察26名,担架16副,马车12辆。各个隔离区内,所有居民必须在左臂佩戴分发的证章,证章以白、红、黄、蓝4色分别代表一区、二区、三区、四区。佩戴相应证章的人可以在本区活动,如欲前往他区则需申请特别许可。包括城内外的士兵、警察也都执行这一规定。俄国方面在哈尔滨市区也实行类似措施,将哈尔滨市分8个区,并积极进行清洁、防疫宣传,又从俄国征调防疫人员。如著名的医学教授柴波罗耐从圣彼得堡赶来,指导实行隔离、消毒,并收容贫民。

画面:漫天风雪……堆雪地上的尸体……哈尔滨的防疫照片……

哈尔滨的疫情,严重时每天死亡数十人,最多时一天达到183人。一旦发现尸体,防疫人员就及时用棺木盛放运往公共坟地埋葬。后来因死者过多,不再用棺木,就直接将死者埋于土内。当时正值东北隆冬,当地积雪太厚,有时无法掘地掩埋,唯有将尸体排放于地面。正月里的一天,伍连德到坟地视察,只见一排排的棺木与尸体犹如长蛇阵,排出"一里之遥",触目惊心。如果尸体被老鼠撕咬,无疑又会成为新的传染源。伍连德希望能将尸体全部火化,但由于这有悖中国人的传统习惯与伦理道德,必须先与当地官绅商议。在得到他们赞同之后,伍连德上奏朝廷,说明利害,请求皇上特颁谕旨。同时,全城官商士绅也联名向吉林总督陈情。

画面:堆雪地上的尸体……

当时外务部主事的颜惠庆回忆:"集体火化,虽属唯一办法,然格于习俗,事乏先例。若贸然执行,可能引起民众反对,仇视防疫人员。幸而外务部主官与摄政王明达决定,特降上谕,饬准就地集体火化,以重公共卫生。"3 天之后，伍连德就接到了外务部回电，批准实行火葬。

1911 年正月三十日，在伍连德和医务人员的指导下，200 名工人将尸体分成 22 堆，每堆 100 具，浇上火油，进行集体火葬。城中文武大员及俄国防疫人员均被请来参观这一仪式。后来俄国当局亦实施火葬，根据俄国波古契医生报告，他们在 2 月间共焚化了 1416 具尸体，其中 1002 具是从坟墓中掘出再行火葬的。

画面：雪地上焚烧火葬的照片……

实行火葬之后，死亡率便明显下降。上海《民立报》报道："自元日大雪后，百斯笃菌倐忽潜形，新岁哈尔滨、长春、奉天等处传来极多消息，皆谓疫氛大减，病者不多。"到 3 月 1 日，哈尔滨的疫情被完全遏止。

中国近代防疫机制在成功应对此次东北的疫情中初步形成。

伍连德受命于疫情危急之际，被任北满防疫处总医官并主持了当年在奉天举行的世界鼠疫会议。他具有卓越的医术和高度的责任感，为扑灭鼠疫发挥了很大作用。1902 年他改任东三省防疫总处总医官，隶属外交部。1918 年，中央防疫处开设，伍连德任处长。1920 年，东北流行第二次鼠疫，东北防疫处对应对处置疫情起了很大作用。如伍连德这样的近代科学教育训练和培养出来的防疫专家与专业人员，在抗疫中发挥了指导与核心作用。

1926 年，由于形势需要，东北防疫处医官林家瑞等提出，设哈尔滨医学专门学校，聘请医学博士伍连德任校长。伍连德为中国各地的防疫抗疫做出卓越贡献。

伍连德是 1915 年创立中华医学会的发起人之一，任该会第二届和第三届会长，曾先后多次出席国际医学会议，在国际上颇有影响力。他在国内创建多所医院，注重医学史研究，为 20 世纪 30 年代中华医史学会创始人之一。其主要著作有：他与王吉民合著的《中国医史》（*History of Chinese Medicine*），他的《鼠疫斗士：一个中国现代医生的自传》（*Plague Fighter*：

the Autobiography of a Modern Chinese Physician)、《论肺型鼠疫》、《鼠疫概论》等。前三种用英文撰写。此外他还发表论文数百篇。

1931 年九一八事变，伍连德赴英国。1937 年，他退休回马来西亚定居。之后，他开业谋生，多次游历欧美、日本，于 1960 年 1 月 21 日在槟榔屿去世。

参考文献

[1] 陈小卡. 西方医学传入中国史 [M]. 广州：中山大学出版社，2020：504 - 520，644 - 645.

[2] 邓铁涛，程之范. 中国医学通史：近代卷 [M]. 北京：人民卫生出版社，1999：469.

[3] 邓铁涛. 中国防疫史 [M]. 南宁：广西科学技术出版社，2006：271 - 287.

[4] 伍连德. 伍连德自传 [M]. 徐民谋，译. 新加坡：南洋学会，1960：5 - 16.

[5] 佚名. 宣统政纪 [M] //佚名. 清实录：第 60 册. 北京：中华书局，1986：841.

[6] 袁世凯. 查营口鼠瘟、铁路沿途设立医院防疫章程 [M] //甘厚慈. 北洋公牍类纂：三. 台北：文海出版社.

[7] 袁世凯. 遵旨妥筹验疫办法折 [M] //廖一中，罗真容. 袁世凯奏议：下. 天津：天津古籍出版社，1987：1064.

[8] 詹庆华. 中国近代海关医员与西医在华传播初探：以中国旧海关出版物为视角 [J]. 上海海关学院学报，2012 (2)：9 - 11.

[9] 直隶卫生局. 查验京奉火车防疫章程 [N]. 盛京时报，1911 - 01 - 18 (5).